Maria Mathieu

Sanfte Babymassage – die heilsame Berührung

Der Weg zu innerer Harmonie von
Mutter und Kind
Förderung und Pflege, die unter die
Haut gehen

SÜDWEST

Inhalt

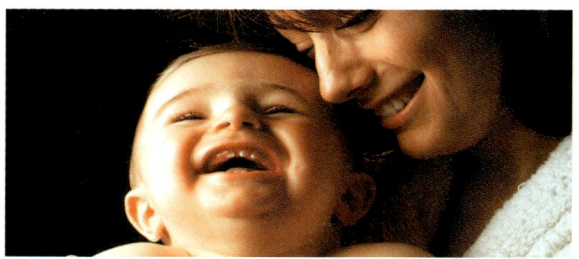

Je inniger der Kontakt, desto beglückender die Wirkung.

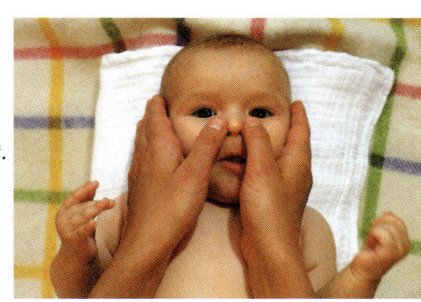

*Massage,
die heilt
und
entspannt.*

*Durch
Berührung
zu einander
finden.*

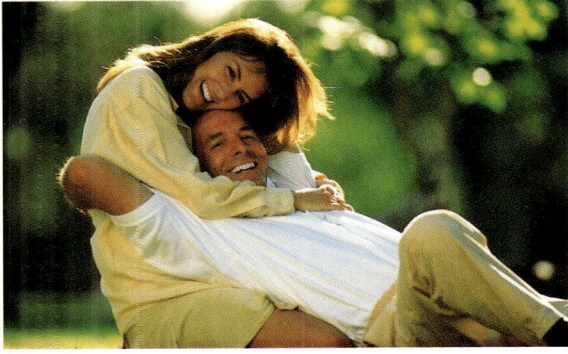

Vorwort

In den siebziger Jahren, als meine drei Kinder geboren wurden, kannte kaum jemand Babymassage. Ich hatte zuvor als Kinderkrankenschwester in Frauenkliniken, in der Geburtshilfe und auf Säuglingsstationen gearbeitet, doch die sanfte Babymassage war mir nie begegnet. Erst nachdem ich 1990 in Berlin meine Massageausbildung beendet hatte, erfuhr ich über diese sanfte Form von Körperkontakt und machte mich auf die Suche nach einer Lehrerin. Die freiberufliche Hebamme Rita Kamprad-Strothoff führte mich in die Methode der Babymassage ein.

Seit fünf Jahren arbeite ich nun mit der sanften Babymassage. Ich gebe sie in Kursen an Mütter und zunehmend auch an Väter weiter, wobei ich wiederum von den Kursteilnehmern und ihren Babys gelernt habe. Ihnen allen möchte ich an dieser Stelle danken.

Berühren hilft verstehen

Meine Erfahrungen und mein Wissen möchte ich Ihnen in diesem Buch weitergeben. Es soll Ihnen im Umgang mit Ihrem Baby mehr Sicherheit geben. Mit der sanften Babymassage haben Sie ein wunderbares Mittel in der Hand, um Ihr Baby von Anfang an besser zu verstehen, intensiver wahrzunehmen und in schwierigen Situationen zu unterstützen.

In meinen Kursen massieren wir anschließend an die Kopf- und Gesichtsmassage der Babys unseren eigenen Kopf- und Schulterbereich. Ich möchte Sie ermutigen, diese Massage an ihrem Partner, einer Freundin, den Eltern auszuprobieren, um sie dann im Wechsel von ihnen zurückzubekommen. Die Wirksamkeit der sanften Babymassage könnte nicht besser erfahren werden.

Die sanfte Babymassage hilft Ihnen dabei, Ihr Baby besser kennen zu lernen. Sie stillt sein Bedürfnis nach Körperkontakt und Zuwendung und trägt zur gesunden physischen und psychischen Entwicklung des Kindes bei.

Das sinnliche Paradies wieder entdecken

»Des Kindes Fuß weiß noch nicht, dass er Fuß ist, und möchte Schmetterling oder Apfel sein.« Pablo Neruda beschreibt jene Glückseligkeit, die wir noch bei Babys entdecken können, wenn diese lustvoll ihre nackten Füßchen, ihre Händchen greifen und daran genüsslich schmatzen und saugen. Sie erspüren ihre äußere Welt über ihre Sinne und sind dabei in einer wunderbaren Harmonie mit sich selbst. Wir Erwachsenen begreifen, dass wir dieses sinnliche Paradies verloren haben. Entdecken wir es wieder. Gemeinsam mit unseren Neugeborenen. »Dein Baby wird dein Meister sein«, sagt Frédérick Leboyer, der große Geburtshelfer und Dichter unseres Jahrhunderts. »Alles, was du brauchst, ist Aufmerksamkeit und Offenheit.«
Nichts ist uns näher als Berührung und Körperkontakt mit einem geliebten Menschen. Geben wir uns und unseren Kindern jeden Tag davon.

Die alte Kunst der Massage ist es wert, dass sie wieder neu entdeckt und von vielen Menschen praktiziert wird.

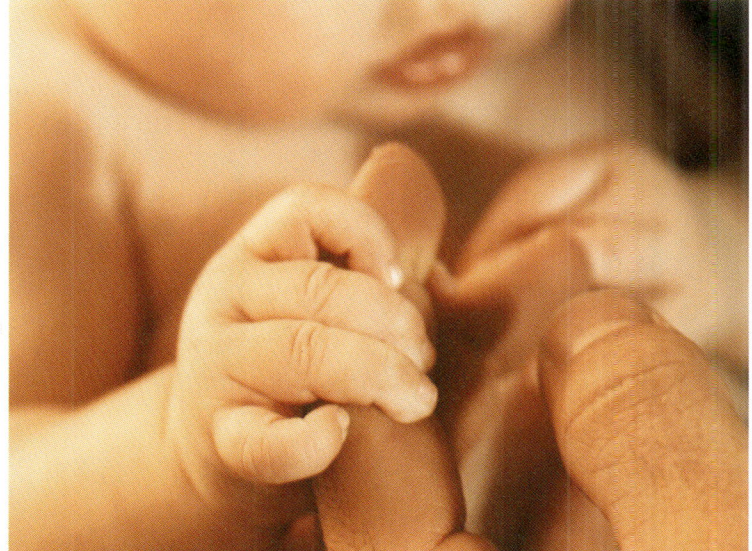

Babys müssen Vertrauen finden in die neue Welt, die anfangs so groß und so fremd ist. Mit Ihren zarten, streichelnden Händen können Sie ihm den notwendigen Halt geben.

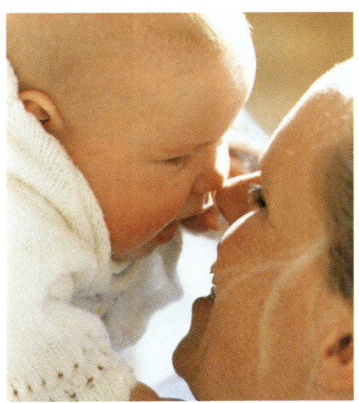

Babys lieben Gesichter, und das der Mutter ganz besonders.

Babys brauchen unsere Nähe

Unser Vorleben in der schützenden Höhle der Gebärmutter muss reich an Sinneseindrücken gewesen sein. Geräusche und Laute drangen an unser Ohr, hüllten uns sanft ein und wurden von Tag zu Tag vertrauter. Wir lebten in einer dichten Atmosphäre von Stimmungen und Gefühlen der Frau, die uns trug, und vernahmen den alles übertönenden Klang ihrer Stimme. Vor allem aber war Bewegung um uns herum. Es war der warme, weiche Körper unserer Mutter, der uns jede Sekunde Halt, Schutz und Geborgenheit gab. Der uns in unserer Dunkelheit schaukelte und massierte, indem er ging, sich drehte und bückte, und der seine Ruhe auf uns übertrug, wenn er entspannte oder schlief. Wir liebten das Fließen des mütterlichen Atems, das uns wiegte wie ein sanfter Wind die Oberfläche des Meeres.

Der gewaltige Schritt in eine neue Welt

Die Geburt beendete dieses Paradies. Mit kräftigen Muskelbewegungen presste uns unsere Mutter hinaus in einen leeren, kühlen Raum. Damit begann, was wir unser Leben nennen. Seit Urzeiten geben wir dieses Leben so weiter, gemeinsam mit Milliarden von Frauen. Die Odyssee des Geborenwerdens hat der Geburtshelfer und Arzt Frédérick Leboyer eindrucksvoll beschrieben. Er gehörte mit zu den ersten Frauenärzten, die mit viel Einfühlungsvermögen für die Bedürfnisse von Mutter und Kind versuchten, die Atmosphäre in den Kreißsälen so angenehm wie möglich zu gestalten. Vorsichtige, liebevolle Hände sollen das Baby in Empfang nehmen. Kein grelles Licht, keine unnötigen lauten Geräusche dürfen es erschrecken, und vor allem muss viel Zeit da sein, damit sich Mutter und Kind berühren und kennen lernen können. Diese Neuerungen, die in den siebziger Jahren revolutionär waren, sind heute in fast allen Geburtskliniken gang und gäbe. Um keine böse Überraschung zu erleben, ist es dennoch ratsam, sich bei den Informationsabenden, die die einzelnen Kliniken anbieten, ein Bild über die Gepflogenheiten des Krankenhauses zu machen. Dennoch bleiben bei der Geburt Schmerz und Angst keiner Mutter und keinem Baby erspart. Doch es gibt Wege, diese Urangst mit Liebe und Mitgefühl aufzulösen. Die sanfte Babymassage kann dabei helfen.

Die Natur hat alles vollkommen geregelt

Die erste Berührung mit unserem Baby findet wenige Sekunden nach der Geburt statt. Die Hebamme legt uns das noch feuchte Neugeborene sanft auf den nackten Bauch. Hier sucht und findet es unsere Brust. Ist es nicht großartig, dass die Nabelschnur meistens gerade so lang ist, dass das Baby die Brustwarze mit seinen Lippen noch umschließen und an ihr saugen kann? Im Wunderwerk Körper gibt es keine Zufälle. Mit seinem Saugen stimuliert unser Baby die Ausschüttung von wichtigen Hormonen, die die Milchbildung anregen und ihm seine Nahrung sichern. Die Hormone bewirken außerdem ein Zusammenziehen der Gebärmutter, so dass wir die überflüssig gewordene Plazenta ausstoßen können.

Das eigene Leben beginnt

In der Schwangerschaft und während der Geburt wird unser Baby durch unser Blut mit Sauerstoff versorgt. Die Nabelschnur dient als Versorgungsband. Unmittelbar nach

Ein Kind zu lieben ist wie ein Kreislauf. Sie geben Ihre Liebe und bekommen Freude zurück. Sie werden noch mehr Liebe geben und noch mehr Freude ernten. Dieses gegenseitige Freudespenden wird die Basis Ihrer Beziehung sein.

der Geburt, dann, wenn das Baby sich auf unserem Bauch von der Anstrengung erholt, beginnen seine Lungen ganz von selbst zu atmen. Für kurze Zeit erhält es jetzt Sauerstoff aus beiden Quellen: aus Nabelschnur und Lunge. Die Hebamme wird vielleicht erst dann abnabeln, wenn die Nabelschnur aufgehört hat zu pulsieren. Zu diesem Zeitpunkt schließt sich das Ventil in der kindlichen Herzwand, und die Lunge übernimmt von nun an die Atmung. Der erste, gewaltige Schritt zur Selbstständigkeit ist vollbracht.

Sanfte Hände zur Begrüßung

Während dieser Übergangsphase in ein eigenes Leben braucht das Baby dringend unsere Nähe. War in der Gebärmutter alles warm, weich, gepolstert und schwerelos, wenn auch ziemlich eng, so hat sich jetzt alles ins Gegenteil verkehrt. Alles ist neu und fremd. Wie gut tut es da, wenigstens die vertraute Stimme der Mutter zu hören, die es beschützend an sich drückt und ihm das Gefühl gibt, dass es in dieser unbekannten Welt willkommen ist, dass es auf uns vertrauen kann. Dieses Vertrauen wird es sein ganzes Leben in sich tragen.

Bei größtmöglicher Ruhe und schwacher Beleuchtung können unsere Hände das neugeborene Kind begrüßen. Wir können es liebkosen und sanft massieren, küssen und ausgiebig betrachten. Ein Neugeborenes ist die erste Stunde seines Lebens meist hellwach. Über seine Sinne, über Berühren, Riechen, Schmecken und Hören, nimmt es uns und die neue Umgebung wahr. Wenn es sich geborgen fühlt und von Armen oder Händen gehalten wird, beruhigt und entspannt es sich schnell. Seine Haut wird rosig, die Augen hat es weit geöffnet. Mit neugierigem, wissendem Blick nimmt es Kontakt auf mit den Menschen in seiner Nähe. Besonders schön ist es, wenn der Vater an diesem Willkommensritual teilnehmen kann.

Das Baby ist auf das Leben außerhalb des schützenden Mutterleibes gut vorbereitet, nicht aber darauf, plötzlich allein zu sein. Es braucht körperliche Nähe und liebevolle Zuwendung, um Vertrauen in die ihm so fremde Welt aufbauen zu können.

Ganz tiefe Gefühle werden wach

Durch den intensiven Körperkontakt entsteht während dieser ersten Willkommensstunde eine starke emotionale, psychische und energetische Verbindung zwischen Eltern und Kind, die das ganze weitere Leben bestehen wird. Die meisten Geburtskliniken wissen darum und schaffen inzwischen in ihrem Rahmen eine entsprechende Atmosphäre. Ideal ist natürlich die Hausgeburt, bei der Eltern und Hebamme sich für den zärtlichen Empfang so viel Zeit nehmen können, wie sie benötigen.

Nicht immer ist der Idealfall einer Geburt, so wie ich sie beschrieben habe, gegeben. Es gibt unvorhersehbare Ereignisse, wie z. B. eine Frühgeburt, einen Kaiserschnitt oder eine Schwäche der Mutter, die eine kurzfristige Trennung von Mutter und Kind erfordern. Dann sollte der Vater oder eine Verwandte einspringen und nicht zögern, das Baby im Krankenhaus zu streicheln und zu massieren, um ihm zu zeigen, dass es willkommen ist. Trennungsschäden, die nicht selten schwerwiegend sind, lassen sich so weitgehend vermeiden.

Berührungen sind für Ihr Baby lebenswichtig

Leben bedeutet von jetzt an für das Baby: Zeit der Berührung, des Getragenwerdens, also Glücklichsein. Aber auch Zeit des Nicht-berührt-Werdens und Nicht-gehalten-Seins, d. h. unerfülltes Verlangen und Einsamkeit. Die Dinge sind für unser Baby zu diesem frühen Zeitpunkt entweder richtig oder nicht richtig. Es kann nicht fühlen, dass wir gleich wieder da sind, wenn es von uns getrennt wird oder wenn wir uns entfernen. Der Platz, an dem es sich aufgehoben und wohl fühlt, ist auf unseren Armen. Es ist sein Platz, und was es erfährt, während es getragen wird, erfüllt seine jetzigen Bedürfnisse und fördert seine Entwicklung auf die richtige Weise.

Die ganzen neun Monate macht das Baby alle Bewegungen der Mutter mit. Es ist leicht zu begreifen, dass es auch nach der Geburt Bewegung braucht. Das Schönste ist, in den Armen von Mutter oder Vater gewiegt zu werden.

Babys kann man nicht verwöhnen

Ein Baby ist geradezu dazu geschaffen, sich an den Körper der Mutter zu schmiegen, an ihrer Brust, auf ihrer Hüfte oder ihrem Rücken zu ruhen, zu schlafen, zu trinken und von dort aus die Welt zu beobachten. Das unterscheidet unsere Babys nicht so sehr von einem Tierbaby. Ein Baby will an unserem Körper sein. Nur hautnah bei uns spürt es seinen eigenen Körper, spürt es, dass es da ist. Das allein gibt ihm Sicherheit und stärkt sein Vertrauen in sich und die Welt. Doch auch uns tut diese Nähe unsagbar gut. So dicht an unseren Körper gelegt, verstehen wir viel schneller die Mitteilungen unseres Babys. Es zappelt, stöhnt, lallt und schmatzt, es reckt und krümmt sich, keucht und hat eine Vielzahl mimischer Ausdrucksformen. Sie werden sehen, wie schnell Sie Ihr Baby verstehen lernen, auch wenn Sie es nur zeitweise tragen.

Lassen Sie sich von anderen nicht verrückt machen

Besonders beim ersten Kind werden Müttern unentwegt gute Ratschläge erteilt. So nett diese auch gemeint sind, Sie dürfen sich von ihnen nicht verunsichern lassen. Durch gute Beobachtung wissen Sie am besten, was für das Baby richtig ist.

»Durch ständiges Herumtragen werden Kinder nur verwöhnt.« Diesen Satz kennen Sie doch? Hat ihn nicht damals, kurz nachdem Sie geboren waren, Ihre Großmutter Ihrer Mutter ins Ohr geraunt? Und kann es sein, dass Ihre Mutter ihn auch schon auf den Lippen trägt? Vorwurfsvoll, als würde damit eine, natürlich schlechte, Weiche fürs ganze Leben Ihres Kindes gestellt? Sie haben beide so recht. Ja, es hat weitreichende Folgen für Ihr Kind von Ihnen über die Maßen getragen, gestreichelt, immer und überall berührt zu werden. Nur sind die Auswirkungen nicht Egoismus und Tyrannei, wie immer noch befürchtet wird, sondern Urvertrauen, Selbstsicherheit, Offenheit und Zufriedenheit. Dieses Kind wird in gleicher Weise liebevoll sein können, wie es mit Liebe gesättigt wurde. Wir leben in einer Zeit des Überflusses. Geben wir unseren Kindern auch maßlos Berührung und Zärtlichkeit.

Anschaffungen für das Baby wohl überlegen

Die heutige Technik macht es uns Eltern leicht, ein Baby zu versorgen. Kinderwagen, Kinderbett, Wippe, Flaschenhalter usw. benutzen wir selbstverständlich. Wir fragen uns nicht mehr, ob der Abstand, den wir mit diesen Dingen zwischen uns und unseren Babys schaffen, sie nicht gerade des Hautkontakts, der Muskelreize und der Reize der Tiefensensibilität beraubt. Es kommen jährlich neue Entwicklungen auf dem »Babymarkt« hinzu. Ich gestehe, sie sind verlockend schön und manche sicher eine Erleichterung für uns. Und doch kann es nicht falsch sein, vor einer neuen Anschaffung die Frage zu stellen: »Vermeide ich damit Nähe zu meinem Kind?«

Den eigenen Gefühlen nachgeben

Unsere Babys kommen mit geöffneten Armen zur Welt! Das war das erste eindrückliche und unvergessene Bild, das ich von meinen neugeborenen Kindern hatte: auf den Händen der Hebamme liegend, mit weit aufgerissenen Armen. Was lässt uns nur zögern, diese Ärmchen immer wieder zu umschließen? Geben wir unserem »Halte-Instinkt« doch einfach nach! Lassen wir sie doch einfach links liegen, und hören wir nicht auf all die ach so klugen Ratgeber, die uns sogleich ermahnen: »Schreien kräftigt die Lunge.« Um es gleich zu sagen: Das ist ein Ammenmärchen. Auch wenn es sich leider hartnäckig am Leben hält. Schreien stärkt einzig und allein die Angst. Babys, die selten schreien, weil sie stets oder sehr oft am Körper, auf dem Arm von Mutter, Vater, den älteren Geschwistern getragen werden, haben keineswegs schwache Lungen. Im Gegenteil, sie erfreuen sich einer robusten Gesundheit, wie beispielsweise die Kinder der mediterranen Völker zeigen.

Ein neugeborener Winzling schaut uns mit großen Augen an. Wer hätte nicht das Bedürfnis, das kleine Menschlein schützend in die Arme zu nehmen, damit ihm nur ja nichts geschieht? Es ist gut und richtig, diesem Impuls nachzugeben.

11

Die Zeit der weggelegten Babys sollte vorbei sein

Im Zusammensein mit unserem Baby wird unser eigenes verschüttetes Bedürfnis nach Nähe und Körperkontakt unweigerlich wieder aufleben, denn es verschwindet ja nie ganz. Ich habe geschrien, tage- und nächtelang. Da bin ich mir ganz sicher. Vor 40 Jahren ließen Eltern ihre Neugeborenen außerhalb der festen Fütter- und Wickelzeiten alleine. Nicht selten schrien die Babys, bis sie vor Erschöpfung resignierten und einschliefen. Waren Sie auch so ein weggelegtes Baby? Unsere Eltern unterdrückten ihren natürlichen Impuls, uns aufzunehmen und zu trösten. Sie hatten gelernt: »Schreien stärkt die Lunge und härtet ab.« In der Tat, unsere Seelen wurden nicht selten hart davon.

Ganz nah an Mutters Körper

Es ist keineswegs immer nur Hunger, der ein Baby schreien lässt. Genauso oft ist es sein Ruf nach Nähe und Verbundenheit, den jede Mutter ganz instinktiv versteht, wenn sie ihrem Gefühl vertraut.

Doch Sie, die dieses Buch lesen, wissen ungeachtet Ihrer eigenen frühen Erfahrungen, dass Auf-den-Arm-Nehmen und Hautkontakt etwas existenziell Wichtiges für Ihr Baby ist. Sie werden darüber hinaus mit Ihrem eigenen Körper fühlen, wie stark auch Ihr Bedürfnis nach eben dieser Berührung ist. Geben Sie Ihrem Impuls, sooft es geht, nach. Entdecken Sie, wie glücklich der Körperkontakt mit Ihrem Baby macht.

Praktische, altbewährte Tragehilfen

Um Ihr Baby an den Körper zu binden, brauchen Sie ein Hilfsmittel. Dazu eignet sich in besonderer Weise gewebtes, stabiles Tragetuch, welches Ihr Baby weich und gleichzeitig fest umschließt. Sie bekommen es in den Babyausstattungsgeschäften, und es ist leider ziemlich teuer. Wenn Sie nicht so viel Geld ausgeben wollen, kaufen Sie einfach einen kräftigen Nesselstoff, ein Meter breit und drei

Meter lang, oder aber Sie fragen in Ihrem Bekannten-
kreis nach einem gebrauchten Tragetuch. Damit schla-
gen Sie auch noch zwei Fliegen mit einer Klappe Sie bekommen eine Anleitung im Umgang mit dem Tragetuch
mitgeliefert. Dieser verlangt Ihnen nämlich anfangs einiges an Geduld und Geschicklichkeit ab. Der Rest ist
praktische Übung.

Weniger Routine erfordert der Gebrauch eines Tragebeu-
tels, ein aus Stoff gefertigter Sitz mit breiten, gepolster-
ten Trägern, die im Rücken verkreuzt, durch seitliche
Schnallen gezogen und schließlich in der Taille verknotet
werden. In diesem Beutel sitzt das Baby vor Ihrer Brust,
hat die Beinchen im Übersack oder lässt sie durch zwei
Öffnungen herausbaumeln. In dieser Haltung erinnern
mich die Babys immer an kleine Klammeräffchen, und
genau wie diese genießen sie unübersehbare Vorteile.

Sehr nützlich ist in den ersten Monaten ein Tragetuch oder ein Tragebeutel. Eng an den Körper der Mutter oder des Vaters geschmiegt, kann das Baby darin an allen Aktivitäten teilhaben.

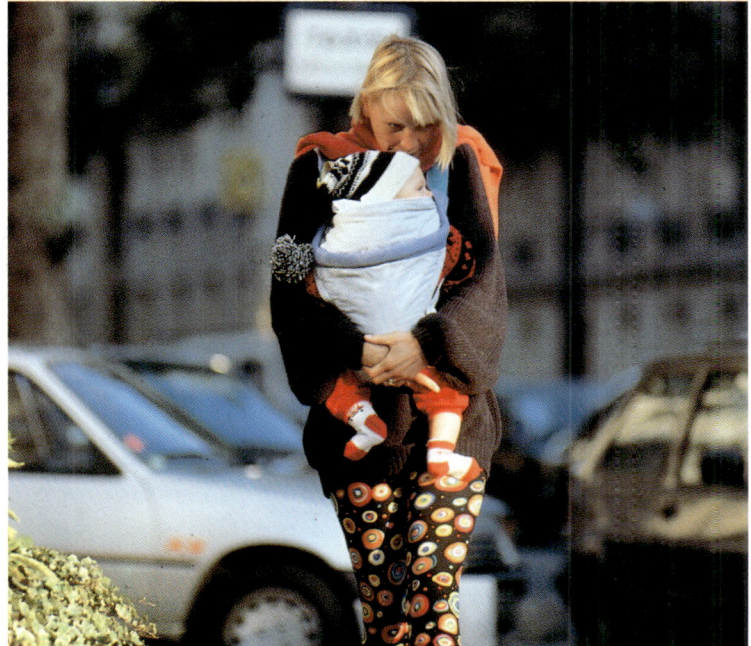

Bei Einkäufen, Ausflügen mit öffentlichen Verkehrsmitteln oder Spaziergängen in unwegsamem Gelände ist es oft praktischer, das Kind zu tragen, als es im sperrigen Kinderwagen zu schieben.

13

Ruhig in seinem Bettchen zu liegen ist für die Entwicklung des Babys wenig förderlich und macht auch wenig Spaß. Babys wollen ganz nah mit dabei sein, sie wollen hören und sehen. Das ist Nahrung für ihre erwachenden Sinne.

——— Warum man Babys häufig tragen sollte ———

● Das Bedürfnis Ihres Babys nach Geborgenheit und Körperkontakt wird befriedigt.

● Die Nähe zu Ihrem Körper beruhigt das Kind. Wie in der Schwangerschaft wird es durch Ihre Bewegungen geschaukelt und kann den ihm vertrauten Herzschlag hören.

● Sie haben mit ihm Blickkontakt, sooft Sie wollen, und merken sofort, wenn irgendetwas nicht stimmen sollte.

● In dieser aufrechten Perspektive kann das Baby viel wahrnehmen und bekommt auf diese Weise wichtige Impulse für die Entwicklung des Gehirns.

● Beim Tragen und Schaukeln werden Lebensfunktionen wie Atmung, Kreislauf und Verdauung angeregt. Stimuliert wird auch der Gleichgewichtssinn, der für das spätere Laufenlernen und die Orientierung im Raum unabdingbar ist.

● Das Baby wird durch Ihren Körper gewärmt. Wenn Sie nach draußen gehen, können Sie problemlos eine weite Jacke oder einen Mantel über Sie beide hängen.

● Wenn Sie das Tragetuch auch daheim verwenden, haben Sie die Hände frei und können Hausarbeit erledigen, ohne das Baby weglegen zu müssen.
Ist ihr Kind größer, so binden Sie es auf den Rücken. Der Bewegungsradius Ihrer Arme wird um einiges größer, und Sie vermeiden z. B., dass Ihr Baby beim Geschirrspülen unfreiwillig ein Fußbad bekommt.

Wenn das Tragen zu sehr anstrengt

Je motivierter Sie sind, umso weniger werden Sie die Anstrengung spüren. Stillende Mütter müssen jedoch acht-
sam mit sich sein und sich körperlich etwas schonen. Längere Tragezeiten sollten sie vermeiden. Lieber frühzeitig
Baby und Tragetuch an den Vater oder andere Personen
abgeben. Es leben sicher auch in Ihrer Nachbarschaft her-
anwachsende Mädchen, die schrecklich gern Babys tragen
und mit ihnen knuddeln. Sie könnten sie ansprechen, um
Unterstützung bitten und damit gleichzeitig ihrem erwachenden Mutterinstinkt entgegenkommen. Aber auch an
das Tragen werden Sie sich gewöhnen. Wenn die anfängliche Verspannung sich löst und ihre Sicherheit im Umgang
mit Kind und Sitz wächst, werden neue Kräfte frei, und
das Tragen fällt leichter. Trotzdem sollten Sie nie bis an Ihre Grenzen gehen und sich entlastende Massagen für
Nacken, Schultern und Rücken geben lassen. Dazu eignen
sich die Massagegriffe der sanften Babymassage wunderbar. Mir erzählen Mütter mit größeren Geschwisterkindern
immer wieder, dass diese gerne die Babymassage bei ihnen
ausprobieren wollen. Der Schulter- und Rückenbereich
eignet sich gut dafür.

Die gute alte Wiege erfüllt wertvolle Dienste

Die Wiege ist eine der ältesten Ersatzformen für das Auf-
dem-Arm-Tragen, die ich zu Ihrer Entlastung wärmstens
empfehlen kann. Unsere Großmütter wussten es: Wiegen
beruhigt die Kinder, und sie schlafen sehr bald ein. Die
Wiege ersetzt zwar keine Berührung, jedoch schafft sie
diese unvergleichlich rhythmische Bewegung, die unser
Baby aus dem Mutterleib kennt. Außerdem ist das Baby
in dem verhältnismäßig kleinen Innenraum eng von weichen Wänden umgeben – eine Situation, die ihm zusätzlich Geborgenheit vermittelt.

In den ersten Wochen nach der Geburt wird die Mutter körperlich stark beansprucht. Das viele Tagen belastet Nacken, Schultern und Rücken. Mit den Griffen der sanften Babymassage kann Ihr Partner Verspannungen lösen.

Wenn das Baby schreit

Auch getragene Babys schreien manchmal und lassen sich selbst durch sanftes Wiegen, rhythmisches Gehen oder liebe Worte nicht beruhigen. Welche Gründe kann es dafür geben, wo doch der wichtigste Grund zu schreien, das Bedürfnis nach Nähe und Geborgenheit, wegfällt?
Hunger erfährt dieses kleine Wesen oft überfallartig. Das hat viel mit der jeweiligen Situation zu tun, je nachdem, ob das Baby sich gerade auf einem Spaziergang in frischer Luft, bei einem für Sie und es aufregenden Besuch beim Kinderarzt oder auf einem Verwandtenbesuch befindet. Das kostet Ihr Baby mehr Energie, und die muss es sich augenblicklich wiederholen. Sie können sicher sein, bald unterscheiden Sie ziemlich genau das Hungergeschrei von Schmerzensschreien. Ersteres ist zornig, oft aber auch jämmerlich. Der Schmerzensschrei hört sich schrill an und wechselt in Rhythmus und Tonlage. In ihm klingen der überstandene Schrecken, Angst und Panik mit. Er erinnert nicht selten an die zurückliegende Geburt. Oft überfällt dieser Schmerz Ihr Kind im Schlaf oder lässt es erst gar nicht einschlafen.

Lassen Sie Ihr Kind mit seinem Schmerz nicht allein

Da ein Baby sich nicht dazu äußern kann, müssen wir, die es versorgen, herausfinden, um welchen Schmerz es sich handelt. Denken Sie zuerst einmal an das Nächstliegende: Ist es ein Druck- oder Wundschmerz? Verlangt Ihr Baby nach einer frischen Windel? Bei vielen Babys drücken schon ab dem vierten Monat die ersten Zähnchen. Dann können Sie ihm helfen, indem Sie den Kiefer mit einer schmerzlindernden Salbe, die der Kinderarzt verschreibt, massieren. Oder Sie lassen das Baby auf einer Veilchenwurzel (Apotheke) herumkauen, was ihm Vergnügen bereitet und genauso gut hilft. Sind alle diese Gründe ausge-

Babyschreien ist immer ein begründeter Hilferuf und keine Tyrannei! Das Baby will sich mitteilen, es hat ein Problem, das es allein nicht lösen kann.

schaltet, hat es wahrscheinlich Bauchschmerzen, die Sie an krampfartig angezogenen Beinchen erkennen. Für viele Babys sind Blähungen oder, noch schlimmer, die täglich wiederkehrenden Dreimonatskoliken eine wirkliche Plage. Von uns Müttern ganz zu schweigen.

Die gefürchteten Dreimonatskoliken

Es gibt verschiedene Erklärungen für Bauchkoliken, medizinisch begründet sind sie bis heute noch nicht. Kinderärzte verweisen auf die Umstellung des Magen-Darm-Traktes in den Wochen nach der Geburt, eine noch unreife Darmfunktion, das Luftschlucken beim Trinken bis hin zu einer blähenden Ernährung der Mutter. Sicherlich gibt es auch leicht erregbare Babys und ebenso ängstlich besorgte Mütter. In dieser Konstellation vermuten nicht wenige Kinderärzte und -psychologen den tieferen Grund für das Auftreten der Dreimonatskoliken. Sie sprechen davon, dass die übertrieben besorgte Mutter das Baby zu oft füttere, dieses Überangebot an Nahrung aber zu einer verstärkten Darmperistaltik führe. Ich frage mich allerdings, ob hier nicht leichtfertig uns Müttern die Schuld in die Schuhe geschoben werden soll, nur weil andere Erklärungen fehlen. Wie dem auch sei, am besten, Sie grübeln weniger über die möglichen Ursachen nach und verwenden Ihre volle Energie dazu, Ihrem Kind beizustehen.

Leider gibt es kein Patentrezept

Es ist wichtig zu wissen, Ihr Baby ist einzigartig. Und so reagiert es auch auf Unwohlsein, Schmerz und deren Vertreibung ganz individuell. Seien Sie deshalb kreativ im Umgang mit den Behandlungsvorschlägen, probieren Sie sie aus, variieren Sie sie, seien Sie erfinderisch.

Mutter und Väter lernen sehr schnell zu unterscheiden, was das Baby mit seinem Schreien meint. Sein Repertoire reicht vom leisen Wimmern bis hin zum Schmerzensschrei.

Werden Sie nicht nervös, wenn Ihr Baby zu schreien beginnt. Ihre eigene Beunruhigung und Unsicherheit überträgt sich leicht auf das Kind. Dann fällt es noch schwerer, die eigentliche Ursache für das Schreien zu finden.

Das hilft bei Bauchschmerzen

● Der Flieger: Dazu das Babys bäuchlings auf Unterarm und Hand legen und es so wiegen und segeln lassen. Ihm wird es gefallen, und seine Blähungen fliegen nur so davon.

● Das Schaukeln auf einer handwarmen Wärmflasche: Füllen Sie eine Wärmflasche etwa halb voll mit warmem Wasser. Legen Sie Ihr Baby bäuchlings darauf, und schaukeln Sie es sanft wie auf einem Wasserbett.

● Beruhigende Geräusche von Elektrogeräten: Viele Mütter schwören darauf, obwohl es zugegebener Maßen sonderbar klingt. Dennoch lassen sich nervöse, schreckhafte, oft auch zu früh geborene Babys durch das gleichmäßige Brummen oder Surren von Föhn, Staubsauger oder Waschmaschine wunderbar besänftigen und zum Einschlafen bringen.

● Ein altes Hausmittel: Massieren Sie den Bauch Ihres Babys mit Kümmel- oder Melissenöl. Die Bauchmassage wird im Kapitel »Alle Massagegriffevon Kopf bis Fuß« (Seite 49ff.) beschrieben.

● Ein Umschlag, getränkt mit angewärmtem Rizinusöl, auf Babys Bauch: Er kann ruhig ein bis zwei Stunden auf der schmerzenden Stelle liegen bleiben. Damit wussten sich schon unsere Großmütter zu helfen. Probieren Sie es aus.

● Wenn nichts hilft, verzweifeln Sie bitte nicht daran, und lassen Sie sich von Ihrem Kinderarzt Zäpfchen oder Tropfen verschreiben. Scheuen Sie sich nicht, ihn anzurufen oder seine Sprechstunde zu besuchen. Tun Sie es in jedem Fall bei länger andauerndem Schmerz Ihres Babys oder wenn Sie ein ungutes Gefühl beim Zustand des Kindes haben.

Wenn unsere Nerven versagen

Ein schreiendes Baby erzeugt im höchsten Maße Stress bei seinen Eltern. Es macht hilflos und oft als Reaktion darauf wütend, ja sogar aggressiv. Nicht selten ruft dieses unstillbare Schreien unseres Babys in uns alte unbewusste Erfahrungen wach. Es löst eigenen Schmerz, Traurigkeit und eine große Einsamkeit aus, die wir in gewohnter Weise schnell abstellen wollen. Ich glaube, dass Kindesmisshandlungen, die viel häufiger passieren, als die Öffentlichkeit wahrnimmt, aus dieser Betroffenheit wegen des Schreiens des Babys geschehen. Dazu kommt, dass Eltern, die als Kind selbst geschlagen wurden, dieses Verhaltensmuster nur schwer loslassen können. Sie haben größere Schwierigkeiten, in dieser Extremsituation ihrem Baby liebevoll zu begegnen. Hier bietet die sanfte Babymassage eine wunderbare Hilfe an, den Stress abzubauen, der durch das Weinen des Babys entsteht. Anderseits ist durch die behutsame Berührung eine heilsame und sogar lustvolle Erfahrung für in der Kindheit geschlagene Erwachsene möglich. Sie können dabei ihren eigenen Schmerz und den ihres Babys lindern, oft auch nehmen. Die schmerzliche Erinnerung als Chance zu nutzen wäre also sehr hilfreich.

Auch Mütter können nicht jeden Schmerz auffangen

Wenn Sie sehr unter Stress stehen, kann es auch nützlich sein, einen Moment das Zimmer zu verlassen und tief durchzuatmen. Schreit Ihr Baby täglich viele Stunden lang, können vielleicht der Vater, die Großeltern oder eine Freundin vorübergehend einspringen. Sie sind durch die Unruhe des Babys meist weniger belastet – und oft besser ausgeruht. Vergessen Sie nicht, dass sich das Baby an die neue Welt erst gewöhnen muss. Und das ist sicher manchmal zum Heulen. Sie können ihm dabei helfen und es unterstützen – aber Sie können ihm diese große Umstellung nicht abnehmen.

Versuchen Sie, das Schreien Ihres Babys zu verstehen und anzunehmen. Es ist das einzige Ventil, das ihm zur Verfügung steht, um seinen Weltschmerz loszuwerden.

19

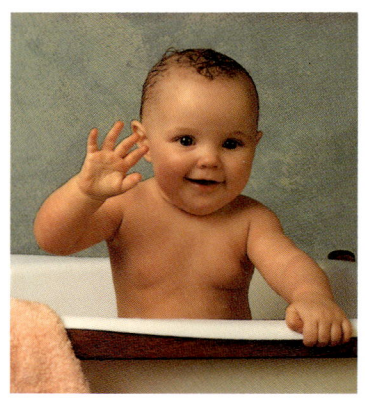

Bach-Blüten unterstützen die seelische Ausgeglichenheit des Kindes.

Bach-Blüten wirken sanft, natürlich und ohne Nebenwirkungen. Deshalb sind sie – im Gegensatz zu chemischen Medikamenten – auch bei Babys bedenkenlos anzuwenden.

Bach-Blüten – sanfte Hilfe aus der Natur

Dr. Edward Bach (1886–1936) sagte über seine Therapie: »Lasst euch nicht durch die Einfachheit dieser Methode von ihrer Anwendung abhalten, denn je weiter wir in unseren Forschungen voranschreiten, umso deutlicher werden wir das Prinzip der Einfachheit in der gesamten Schöpfung erkennen.« Seine langjährige Erfahrung mit kranken Menschen brachte den erfolgreichen Arzt, Forscher und Homöopathen zu der Erkenntnis, dass Krankheit mehr mit der Persönlichkeit und dem Seelenzustand zu tun habe, als bisher angenommen. Bach glaubte daran, dass Freude und Lebenssinn Grundbedingungen für unsere Gesundheit seien und dass es einfache Lösungen für unsere menschlichen und somit gesundheitlichen Probleme geben müsse. Was lag näher, als sich der Heilkräfte der uns umgebenden Pflanzen zu bedienen?
Jede der von ihm erforschten 38 Blütenessenzen behandelt nicht das körperliche Symptom, sondern den seelischen Zustand, der das Gesundwerden verhindert. Das erklärt, warum für verschiedene Kinder mit dem selben Krankheitssymptom unterschiedliche Blüten eingesetzt werden.

Für Babys und Kinder besonders geeignet

Die Bach-Blütentherapie, die seit etwa zehn Jahren auch in Deutschland mehr und mehr angewandt wird, ist ein Heilverfahren aus der Natur. Ohne jede Nebenwirkung, dazu denkbar einfach in der Anwendung. Das macht es besonders geeignet für unsere Babys und Kinder. Dabei steht immer eine Behandlung des ganzen Kindes im Vordergrund, die Ursache seiner Krankheit und nicht so sehr deren Auswirkung.

Hilfe bei negativen Seelenzuständen

Negative Stimmungen und Gemütszustände, wie Erregung, Furcht, Panik, Trauer, Ungeduld, welche Spannungen in unserem Körper erzeugen und sich bald manifestieren, werden durch die völlig ungiftigen Blütenessenzen sanft aufgelöst. Für unsere Babys bedeutet das nichts weniger, als dass in ihrem empfindlichen Organismus das innere Gleichgewicht wiederhergestellt wird. Dadurch erhält ihr Körper überhaupt erst den Freiraum, den er braucht, um die Selbstheilungskräfte zu aktivieren. Die Resultate bei Säuglingen und Kleinkindern mit akuten oder chronischen Zuständen sind wirklich sehr beachtlich, wie Mütter mir immer wieder berichten. Und dass inzwischen viele Hebammen mit Erfolg Bach-Blüten in der Geburtshilfe einsetzten, spricht für sich. Für Babys in Intensiv- und Frühgeburtenstationen sind sie eine ideale Ergänzungsmaßnahme zur schulmedizinischen Betreuung, da sie auf der Gefühlsebene helfen. In einem solchen Fall sollten Sie den Mut haben, Ihren Wunsch mit dem Arzt oder der Hebamme zu besprechen.

Bach-Blüten sind keine Medikamente, sondern Heilpflanzen, die im psychosomatischen Bereich ansetzen. Sie wirken auf die Psyche und lindern damit indirekt körperliche Beschwerden.

Die verborgene Kraft der Bach-Blüten

- Die Blüten helfen, unser inneres Potential zu erschließen.
- Blockierte Lebenskraft wird befreit.
- Negative, schädliche Stimmungen werden umgepolt.
- Körper, Geist und Seele geraten in ein gesundes Gleichgewicht.
- Die Selbstheilungskräfte werden aktiviert.

Eine Blütenauswahl für Ihr Baby

Nr. 2: Aspen (Zitterpappel – Populus tremula)

Empfindsame, sensitive Babys zeigen oft eine unbestimmte Ängstlichkeit. Sie zittern leicht und reagieren stark auf Menschen und Ereignisse. Ein solches Baby zeichnet sich bald durch lebendige Phantasie und Intuition aus. Seiner Überempfindlichkeit ist es zuzuschreiben, dass es häufiger als andere von unklaren Ängsten befallen wird. Sie als Mutter können es verstehen und schützen, indem Sie ihm Aspen gegen Bangigkeit und Labilität, auch körperliche, geben und so seinen Lebensmut und sein reiches Gefühlsleben unterstützen.

Nr. 10: Crab Apple (Holzapfel – Malus pumila)

Die Blüte hilft, den Körper zu entgiften, und empfiehlt sich deshalb besonders auch für Mütter mit Suchtproblemen wie Rauchen, Trinken oder Tablettenmissbrauch. Aber auch nach Verabreichung von Antibiotika oder sonstigen Medikamenten ist Crab Apple für Mutter oder Baby hilfreich. Sie unterstützt die allgemeine Blutreinigung und heilt bei Hauterkrankungen, Ekzemen und chronischen Entzündungen. Probieren Sie Crab Apple als Unterstützung bei Neurodermitis aus, die Blüte ist es wert.

Nr. 16: Honeysuckle (Geißblatt – Lonicera caprifolium)

Ist eine Trennung von Ihrem Baby oder eine Behandlung im Krankenhaus unumgänglich, so können Sie Honeysuckle einsetzen, um das Heimweh Ihres Kindes zu schmälern. Die Tropfen wirken garantiert ohne Nebenwirkungen. Auch Wechselwirkungen mit anderen Medikamenten sind auszuschließen. So begleiten Bach-Blüten

Bei Babys und Kleinkindern liegt die Ursache ihres Unwohlseins oft in Ängsten. In solchen Fällen können Bach-Blüten Linderung verschaffen.

auf sinnvolle Weise die ebenso wichtige symptomatische Behandlung durch die Schulmedizin. Ihre Sehnsucht nach Ihrem Baby können Sie auch mit dieser Blüte lindern. Honeysuckle wirkt auch dann, wenn Sie den Eindruck haben, Ihr Baby kommt aus irgendeinem Grund nicht richtig »auf der Welt« an. So wie es durchaus sein kann, dass Sie noch nicht wirklich mit Ihrem Baby »zusammengekommen« sind. Beanspruchen Sie ruhig die Hilfe dieser Blüte.

Nr. 23: Olive (Olive – Olea europaea)

Diese Bach-Blüte vermag zu stärken. Sie ist ideal für Babys und ihre Mütter, wenn sie körperlich und seelisch erschöpft sind. Sie setzen sie ein bei allen Störungen, die mit allgemeiner Schwäche einhergehen. Das ist bei Müttern nach der Anstrengung einer Geburt fast immer die Regel. Besonders wenn sich eine längere Stillperiode anschließt, hilft Olive, die frühere Leistungsfähigkeit wiederherzustellen.
Die Blüte ist besonders für jene Babys angezeigt, die eine gewisse Schwächlichkeit und geringe Belastbarkeit aufweisen. Diese Babys gleichen empfindsamen Pflanzen, die gehegt und geschützt werden müssen, damit sie ihre unvergleichliche Schönheit entfalten können. Olive ist zudem begleitend bei der Behandlung von Anämien einzunehmen.

Nr. 25: Red Chestnut (Rote Kastanie – Aesculus carnea)

Gehören Sie zu den Müttern, die sich viel um ihr Baby sorgen? Ihr Baby wird als Antwort darauf eventuell ebenfalls ängstlich reagieren. Red Chestnut verhilft Ihnen zu mehr Gelassenheit im Hinblick auf die Entwicklung und Gesundheit Ihres Kindes. Das ist besonders

Sie brauchen das Baby nur genau zu beobachten, um seine jeweilige Stimmung zu erfassen. Sie bemerken, wann es glücklich und ausgeglichen ist, aber auch, wann es nervös und ängstlich reagiert.

wichtig bei einem Krankenhausaufenthalt und der vorübergehenden Trennung, die damit verbunden ist. Trennung und Loslassen sind auch das zentrale Thema des Abstillens. Gibt es Probleme dabei, ist einer von Ihnen dazu noch nicht bereit. Die Blüte unterstützt sanft diesen Ablösungsprozess.

Nr. 26: Rock Rose (Gelbes Sonnenröschen – Helianthemum nummularium)

Rock Rose ist das Heilmittel gegen panische Angst, Schock und/oder großen Schrecken, die durch einen Unfall ausgelöst werden können, wie beispielsweise durch einen Sturz des Babys vom Wickeltisch oder aus dem Elternbett, durch plötzliche Trennung, eine Operation, Spritzen oder medizinische Untersuchungen. Immer dann, wenn Ihr Kind außer sich ist vor Angst, sind Sie mit Rock Rose gut beraten. Behandeln Sie in diesen Fällen ruhig zwei, drei Wochen, nach Bedarf auch länger.

Nr. 29: Star of Bethlehem (Doldiger Milchstern – Ornithogalum umbellatum)

Diese Blüte ist eine der besten Hilfen im Babyalter. Sie unterstützt bei unverarbeitetem Schock durch die Geburt, was meiner Erfahrung nach viel zu wenig bedacht wird und doch häufiger als angenommen der Grund für übermäßiges Weinen und Schreien in den ersten Lebensmonaten ist. Sie hilft auch der Mutter bei der Überwindung ihres Geburtstraumas. In diesem Fall nehmen beide die Tropfen ein.
Ferner ist Star of Bethlehem angebracht bei Trennungen, Klinikaufenthalten und Operationen.
Sie beginnen mit der Therapie am besten schon ein paar Tage vorher und behandeln ebenfalls noch einige Zeit weiter, wenn Ihr Baby wieder zu Hause ist.

Bei körperlicher und seelischer Erschöpfung nach der Geburt hilft die Bach-Blütentherapie nicht nur dem Baby, sondern auch der Mutter. Auch während der Stillzeit helfen die Tropfen der Mutter, um wieder zu Kräften zu kommen.

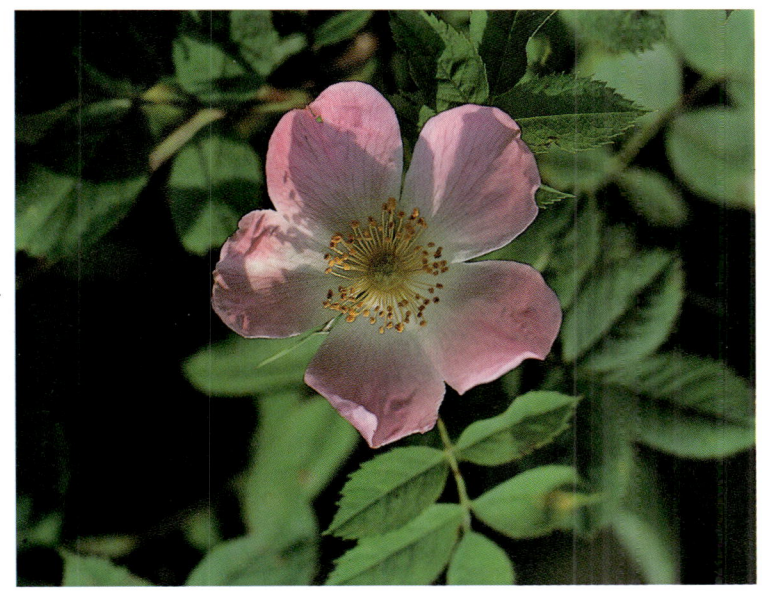

Die Mehrzahl der Bach-Blütenpflanzen ist Ihnen wohl vertraut. Sie finden sie in Ihrer eigenen Umgebung, wie beispielsweise die Heckenrose, die mit ihren weißen oder hell- bis dunkelrosa Blüten von Juni bis August viele Wald- und Wiesenränder ziert.

Nr. 37: Wild Rose (Heckenrose – Rosa canina)

Erkennen Sie oder der Kinderarzt bei ihrem Baby eine Antriebslosigkeit oder sogar Apathie, einen mangelnden Lebenswillen und die damit verbundenen Störungen, so ist dringend eine Behandlung mit Wild Rose zu empfeh- len. Die Blüte beeinflusst Ihr Baby positiv in seiner Hin- wendung zum Leben und lässt es interessierter, aufge- schlossener und aktiver werden. In der Rekonvaleszenz, der Zeit nach einer Krankheit, unterstützt sie den kind- lichen Organismus dabei, das innere Gleichgewicht wie- derherzustellen und damit die Abwehrkräfte zu mobili- sieren. Auch für die Mutter empfiehlt sich die Einnahme von Wild Rose, wenn sie – was häufig vorkommt – während der Stillzeit unter Vitamin- und Mineralmangel leidet oder wenn eine Anämie festgestellt wird. In sol- chen Fällen kann die Bach-Blüte die ärztliche Therapie gut ergänzen.

Wirkt das Baby teilnahmslos, depressiv und passiv, so kann Wild Rose ihm Antrieb geben und zu neuem Lebensmut verhelfen.

Es ist eine Eigenart der Bach-Blütentherapie, dass ihre Wirkung sanft und unauffällig geschieht. Oft ist bei der Heilung nicht einmal die Verbindung zu den Blüten zu sehen. Ihre Einzigartigkeit und ganzheitliche Wirkungsweise ist es wert, sie immer öfter für Ihr Kind einzusetzen.

Vorsicht bei organischen und chronischen Erkrankungen

Die Wirkung der Blütenessenzen bezieht sich vor allem auf psychische Aspekte wie z. B. die Lösung von energetischen Blockaden, die Befreiung von Angstzuständen usw. Durch die Einnahme werden seelische Disharmonien aufgelöst, und die Persönlichkeit kann sich wieder frei entfalten. Dadurch wird vielen psychosomatischen Krankheiten die Grundlage entzogen, und manche Beschwerden werden gelindert. Beachten Sie aber bitte, dass bei organischen Erkrankungen und in Notfällen die Bach-Blütentherapie auf keinen Fall andere Behandlungsarten – etwa lebensrettende Medikamente – oder gar chirurgische Eingriffe ersetzen kann. Sie können die Blütenessenzen zwar zur Unterstützung anwenden. Sie ersetzen jedoch keinesfalls einen Arzt.

Die Kombination verschiedener Blüten

Eine gute Wirkung erzielen Sie mit einer Auswahl an Blüten, die alle vorhandenen Symptome und Stimmungen miteinbeziehen. Ein Beispiel: Ihr Baby hat durch eine plötzlich notwendige Leistenbruchoperation einen Schock zu verarbeiten. Hierzu wählen Sie Star of Bethlehem. Die notwendige Trennung und das damit einhergehende Heimweh nach Ihnen können Sie mit Honeysuckle lindern. Was liegt näher, als Ihrem kranken Baby Olive zur Kräftigung dazuzugeben? Natürlich wird diese Kombination auch Ihre Traurigkeit und Ihren Trennungsschmerz heilen helfen. Wählen Sie ruhig verschiedene Blüten aus, doch kombinieren Sie nicht mehr als sechs verschiedene Essenzen. Die Kombinationsmittel werden genauso hergestellt wie die einfache Verdünnung.

Herstellung und Anwendung der Blütenessenzen

● Sie bekommen die Blütenessenzen als bereits fertige Verdünnung, die Sie ohne weiteren Aufwand sofort einsetzen können, in der Apotheke, der Drogerie oder im Reformhaus. Bereits geübte Eltern besitzen meist das Set aus allen 38 Blütenessenzen.

● Wenn Sie das originale Dr.-Bach-Mittel benutzen, die sogenannten Stock-Bottles (Importeur für Deutschland: Dr. BachCentre, Eppendorfer Landstraße 32, 20249 Hamburg) mischen Sie selbst: ein Tropfen Konzentrat auf 15 Milliliter abgekochtes Wasser, also zwei Tropfen auf ein 30-Milliliter-Fläschchen.

● Wollen Sie die Blüten für eine längere Zeit verabreichen, was ratsam ist, so geben Sie zur Haltbarmachung noch zwei Tropfen Cognac oder Branntwein hinzu. Diese Menge Alkohol macht Ihr Baby garantiert nicht beschwipst. Sie ist durch das Verdünnen zu gering und kaum messbar. Haben Sie aber dennoch Bedenken, so verwenden Sie stattdessen zwei Tropfen Essig.

● Im Normalfall besteht die Anwendung aus viermal täglich vier Tropfen vor oder zwischen den Mahlzeiten und vor dem Schlafen. In akuten Fällen können stündlich vier Tropfen verabreicht werden. Entweder Sie träufeln sie mit der Pipette sofort in den Mund, mischen sie unter die Milch oder in den Brei, oder Sie reiben Ihre Brustwarze damit ein, bevor Sie stillen.

● Entscheiden Sie selber nach ihrem Gefühl, wie lange Sie verabreichen: Tage, Wochen oder sogar Monate. Mit Bach-Blüten können Sie niemals überdosieren. Doch unterschätzen Sie aus diesem Grunde nicht die Bedeutung dieses sanften Heilmittels. Es hat in den letzten 50 Jahren unzähligen Menschen Erleichterung gebracht.

Brauchen Sie die Mischung, wenn möglich, innerhalb von sechs Wochen auf, und stellen Sie sie nicht in die Sonne oder in die Nähe der Heizung.

Rescue Remedy bei Dreimonatskoliken

Bei akuten Schockzuständen und in Situationen von außergewöhnlicher Belastung leisten die Rescue-Remedy-Tropfen als Erste-Hilfe-Mittel wertvolle Dienste.

Wenn ein Baby unter starken Bachschmerzen leidet, empfindet es Verwirrung, Erregung, Panik, Furcht, und nicht selten steht es unter Schock. Wie bei uns selbst lösen Schmerz und Furcht Anspannung aus, und schon beginnt ein kaum zu unterbrechender Teufelskreis: Das Baby, das nicht begreift, was der Schmerz zu bedeuten hat, bekommt Angst und verkrampft sich. Dadurch verschlimmert sich der Schmerz mehr und mehr.

Die Notfalltropfen »Rescue Remedy« können zwar nicht die Ursache der Kolik, welche ja auch der Schulmedizin noch unbekannt ist, beseitigen, doch zumindest den Teufelskreis unterbrechen. Furcht und Panik lösen sich nach und nach auf, und dem Baby wird zumindest ein Teil der Gesamtanspannung genommen. Nicht wenige Mütter haben diese Erfahrung gemacht.

Hilfe bei außergewöhnlichen Belastungen

Rescue-Remedy-Tropfen entspannen jedoch auch bei den vielen kleinen Unfällen im Alltag von Kleinkindern, in extremen Schrecksituationen und bei leichten Verletzungen.

Deshalb sollten Sie die Tropfen in der angegebenen Verdünnung (siehe rechte Seite) in Ihrer Hausapotheke bereithalten und auch im Urlaub, auf Wanderungen und Ausflügen ein Fläschchen dabeihaben. Auch bei einem plötzlichen Krankenhausaufenthalt oder vor und nach Operationen empfiehlt sich die Anwendung. Hier helfen sie sowohl der Mutter als auch dem Kind, die Angst und die Trennung besser zu verarbeiten.

Rescue-Remedy-Tropfen sind eine ganz spezielle Mischung, die Dr. Bach zusätzlich zu seinen 38 Blütenessenzen verwendet hat. Sie enthält die Heilkraft von Cherry Plum, Clematis, Impatiens, Rock Rose und Star of Bethlehem und wird auch als Rescue Remedy Nr. 39 bezeichnet. Deshalb unterscheiden sich die Tropfen in der Dosierung auch von der Anwendung der übrigen Blütenessenzen.

Zur Dosierung und Anwendung

● Wenn Sie ein fertiges Fläschen Notfalltropfen aus der Apotheke verwenden, träufeln Sie die bereits verdünnten Tropfen entweder direkt mit der Pipette in den Mund Ihres Babys, benetzen Ihre Brustwarze damit oder reichen sie mit einem Löffel.
● Oder aber sie stellen mit der Stock-Bottle Rescue Remedy eine Verdünnung her: vier Tropfen Heilmittel auf 30 Milliliter abgekochtes Wasser.
● In akuten Situationen geben Sie von Rescue Remedy vier Tropfen. Sonst sind es grundsätzlich zwei Tropfen des Heilmittels, die eingenommen werden.
● Geben Sie die Tropfen, solange es Ihnen nötig erscheint, alle zwei Stunden.
● Die Wirkung der Notfalltropfen ist schnell und sicher: Schon nach wenigen Stunden tritt eine deutliche Verbesserung des Allgemeinzustandes ein.

Auch als Salbe erhältlich

Das Dr. Bach Centre in England stellt inzwischen aus den Notfalltropfen auch eine Creme her, die unter dem Namen Rescue Cream oder Bach-Blütensalbe in den Apotheken erhältlich ist.
Sie enthält neben den fünf Bach-Blüten der Notfalltropfen zusätzlich die Blütenessenz Crab Apple und lässt sich zur Behandlung von Kratzern und kleinen Schnitt- oder Stoßwunden gut auf die Haut auftragen. Auch zur Nachbehandlung von Brandwunden ist die Notfallsalbe zu empfehlen.

Ein Unfall ist schnell geschehen, und kleine Notfälle begleiten das Leben. Tragen Sie Rescue-Remedy-Tropfen daher bei Ausflügen, beim Sport und auf Reisen immer bei sich.

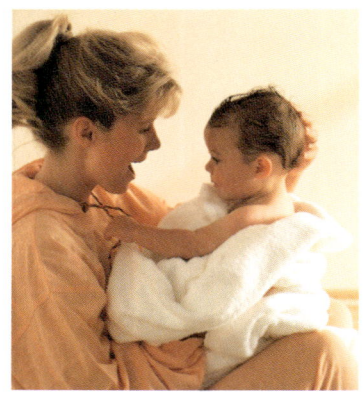

Zarte Berührungen geben dem Baby das Gefühl von Liebe und Geborgenheit.

Babys begreifen ihre Welt, indem sie zugreifen. Alles wollen sie anfassen, mit den Händen betasten. So entdecken sie nach und nach ihre Umgebung.

Berührung geht unter die Haut

»Begreifen« kommt von »greifen«. Was wir ertasten, mit den Händen, mit unserem Körper wahrnehmen, lernen wir zu verstehen, wird uns nahe, vertraut, bekannt. Über unsere Haut bekommen wir unsere intensivsten und wichtigsten Eindrücke. Sie ist unser wichtigstes Sinnesorgan. Deswegen sind Streicheln und Massieren so besonders wichtig. Es sind Berührungen, die uns »unter die Haut« gehen und deshalb eindrücklicher sind als ein zärtlicher Blick, als ein liebevolles Wort. Auf alle unsere übrigen Sinne könnten wir verzichten, auf Hören und Sehen, Riechen oder Schmecken; ohne unsere Haut und den Tastsinn müssten wir sterben. Wir begreifen und erfassen nicht nur über die Haut, sie ist darüber hinaus empfänglich für Schwingungen und Vibrationen verschiedenster Art, einfach für alles, was »in der Luft liegt«.

Die Haut – ein überaus empfindliches Organ

Obwohl unsere Haut unser größtes Organ ist, sie misst beim Erwachsenen immerhin 1,8 Quadratmeter und macht 18 Prozent des Gesamtkörpergewichts aus, nehmen wir sie eigentlich oft erst wahr, wenn sie »kränkelt«. Wenn sie Ekzeme, Wundsein, Jucken, Sonnenbrand oder, schlimmer noch, Neurodermitis und Allergien aufweist. Immer häufiger sind davon auch unsere Babys betroffen. Die Haut ist die dünne Grenze zwischen Außenwelt und Innenwelt, sie kann Schädliches abwehren, aber sie kann auch Angenehmes zulassen. Wer kennt nicht das angenehme Gefühl, wenn die ersten Sonnenstrahlen im Frühjahr unsere Haut erwärmen und so richtig durch jede Pore dringen? Seit neuestem weiß die Medizin, dass die Haut Hormone, aber auch Zellen für unsere Immunabwehr bilden kann. Berührung ist gleich Wohlgefühl, ist Veränderung der Hormonausschüttung dahin gehend, dass wir ruhiger und entspannter werden, ein stärkeres Polster gegen Stress bekommen. Sie macht uns widerstandsfähiger gegen körperliche und seelische Belastung. Sie macht uns einfach gesünder. Und das wünschen wir den Kindern dieser Zeit wirklich sehr.

Haben unsere Babys einen sechsten Sinn?

Tatsächlich nehmen unsere Babys über ihre Haut wie über feine Antennen die Atmosphäre um sie herum auf. Dieses Phänomen der frühkindlichen Entwicklung nennt die neuere Wissenschaft kutane Phase (das lateinische »cutis« = Haut). Unsere Babys spüren sehr deutlich, welche Stimmung in ihrem Umfeld herrscht. Sie spüren Nervosität, Anspannung und Gereiztheit und reagieren darauf mit Unruhe und Weinen. Befreie ich z. B. eine übermüdete, angespannte Mutter nur für fünf Minuten von ihrem schreienden Baby, indem ich es auf den Arm nehme, mit ihm im gleichen Raum herumgehe, es streichle und sanft mit ihm rede, können sich beide, Mutter und Kind, sogleich wieder beruhigen und entspannen.

Berührung verbessert das Zusammenspiel der Gehirnhälften. Durch Streicheln und Massieren können Sie daher die Intelligenz und Kreativität Ihres Babys fördern.

Babys, die zu wenig berührt werden, verkümmern

Staufenkaiser Friedrich II.(1194–1250) machte aus einer Laune heraus folgendes fragwürdige Experiment: Um herauszufinden, welche die Ursprache der Menschheit ist, sonderte er eine Anzahl Babys von ihren Müttern ab. Die Ammen, die zur Betreuung ausgewählt wurden, wies er an, den Babys nur die Brust zu geben und sie zu säubern.

31

Strengstens verbot er jedes Wort und jede Zärtlichkeit. Friedrich II. wollte herausfinden, ob am Anfang unserer Geschichte die Worte griechisch, hebräisch oder lateinisch waren. Eine Antwort darauf bekam er nicht. Die Neugeborenen verkümmerten wie Pflanzen ohne Licht. Ausnahmslos alle starben.

Die heilende Wirkung des Hautkontakts

Instinktiv wissen Sie und alle Mütter um die Bedeutung des Massierens der uns anvertrauten kleinen Körper. Forschung und Medizin geben uns den wissenschaftlichen Beweis.

Wie wichtig körperliche Zuwendung für das Gedeihen unserer Kinder ist, zeigt folgendes Beispiel aus dem Deutschland um die Jahrhundertwende. In einem Düsseldorfer Krankenhaus wurde einem amerikanischen Arzt die Kinderstation gezeigt. Alle Zimmer waren sauber und ordentlich. Die Versorgung entsprach den internationalen Maßstäben. Zu seiner Verwunderung sah er jedoch, dass eine ältere, beleibte Frau ein sehr elendes und kränkliches Baby auf ihren Hüften herumtrug. »Wer ist denn das?«, fragte darauf der Kinderarzt. »Oh, das ist die alte Anna. Wenn wir medizinisch am Ende sind und das Kind einfach nicht gedeihen will, geben wir es Annas Fürsorge, und sie hat noch nie versagt.«

Regelmäßig massierte Babys

- Sind aufmerksamer und neugieriger
- Entwickeln mehr Hirnzellen
- Sind widerstandsfähiger gegen Stress aller Art
- Zeigen ein großes Selbstvertrauen
- Haben tiefes Vertrauen in ihre Umwelt
- Lächeln früher als nicht massierte Babys
- Haben eine innigere Verbindung zu ihren Eltern.

Hilfe für besonders bedürftige Babys

Frühgeborene werden am besten schon in der Klinik massiert. Sie besitzen bereits ein gut entwickeltes Nervensystem, das durch medizinische Eingriffe, z. B. Blutabnahmen und Spritzen, über die Maßen strapaziert wird. Was liegt näher, als mit zärtlichem Massieren all dieser geschundenen Körperstellen diese schmerzvollen Erfahrungen zu mildern.

Es gibt Kliniken, die die Babymassage für Frühgeborene in ihr Pflegeprogramm aufgenommen haben. Eine speziell dafür entwickelte Massagemethode, nach Dr. Ruth Rice »Rice Infant Sensorimotor«, kurz RISS, genannt (= Anregung der Empfindungsnerven bei Kindern), gibt es in Amerika schon seit 1975. Sie sollten unbedingt in der Geburtsklinik oder einer Beratungsstelle danach fragen oder eine Anregung dazu geben.

Zärtliche Zuwendung für Frühgeborene

Haben Sie keine Angst vor der Zerbrechlichkeit Ihres Babys. Mit einer Anleitung, wie sie in diesem Buch beschrieben wird, werden Sie Ihrem Kind niemals schaden. Massieren Sie mit äußerst sanften Streichbewegungen, und achten Sie dabei besonders auf empfindliche Stellen. Frühgeborene nehmen durch liebevolle Massage 47 Prozent mehr an Gewicht zu als Babys, die keine Massage erhalten. Sie fallen auf, weil sie wacher und aktiver sind; sie reagieren besser auf Ansprache. Insgesamt zeigen sie eine bessere Muskelkoordination, sind weniger anfällig und können somit die Klinik im Durchschnitt sechs Tage früher verlassen als vergleichbare Babys. Ist das nicht eine schöne Belohnung? Zu Hause können Sie dann das Massagprogramm mit aller Ruhe und Zuwendung fortsetzen, und Ihr Baby wird bald seinen Entwicklungsrückstand aufgeholt haben.

In Amerika ist die RISS-Technik von Dr. Ruth Rice sehr verbreitet. Sie wird besonders bei Frühgeborenen eingesetzt, regt die Entwicklung des Nervensystems an und fördert die Gewichtszunahme. Frühgeborene erhalten so eine gute Chance, ihren Entwicklungsrückstand aufzuholen.

Nach einer traumatischen, schweren Geburt

Die Folgen einer schweren Geburt können durch sanfte Massage viel schneller überwunden werden.

Babys, die durch eine lange, problematische Geburt sehr mitgenommen wurden, sollten, wenn möglich, sehr bald nach der Geburt massiert werden. Dies geschieht in ganz leichten Berührungen vom Kopf des Babys bis zu seinen Zehen. Um seinen Rücken berühren zu können, legen Sie es nicht auf den Bauch, sondern auf die Seite. So können sie Blickkontakt halten und jede Regung seines Gesichtes wahrnehmen. Beobachten Sie auch seine Atmung und Körperspannungen.

Während der Massage sollte das Baby Ihre Stimme hören. Erzählen Sie ihm, was geschehen ist und dass alles bald besser werden wird, dass sie gemeinsam nach Hause gehen werden, oder singen Sie ihm ein Lied vor. Es ist heilsam für Mutter und Baby, in diese Berührungen alle Gefühle der zurückliegenden schweren Geburt mit einfließen zu lassen. So können Schmerz, Wut und Trauer auf beiden Seiten gemildert und in den folgenden Wochen mit sanfter Massage, Einfühlung und Liebe überwunden werden.

Behinderte Babys

Neugeborene brauchen liebende, zärtliche Hände. Denn nach der Geburt ist alles neu für sie: die kalte Luft, das grelle Licht, die vielen Geräusche ...

Blinde und taube Babys können sich mit Hilfe der sanften Babymassage stärker ihres Körpers und ihrer selbst bewusst werden. Indem man mit seinen Händen oder Füßen andere Körperstellen berührt, lernt das Baby Größe, Form und Beschaffenheit seines Körpers kennen und kann die Bewegung seiner Körperteile besser koordinieren. Es ist gut nachzuvollziehen, dass massierte Babys eine positivere Selbsteinschätzung entwickeln, denn intensive, liebevolle Berührung lässt uns unseren Körper wesentlich attraktiver erleben, als wenn wir nur hin und wieder und an wenigen Körperstellen berührt werden. Massierte Kinder haben trotz ihrer Behinderung eine sehr genaue Empfindung von ihrem Körper. Sie haben vor allem eine bejahende Einstellung zu ihm.

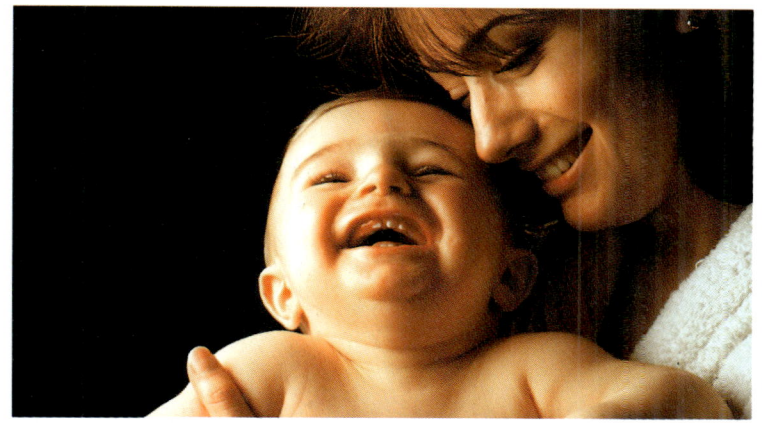

Ist Ihr Baby eher teilnahmslos und ständig schläfrig, so beginnen Sie die Massage mit einer zärtlichen Kitzelbehandlung. Das weckt die Lebensgeister und macht Mutter wie Baby gleichermaßen Spaß.

Antriebsschwache Babys

Sollte Ihr Baby aus irgendeinem Grund auffallend schläfrig, teilnahmslos oder apathisch auf Sie und Ihre Umwelt wirken, so braucht es das Gegenteil einer beruhigenden Massage. Ein solches Baby werden Sie besonders gut stimulieren. Sie können mit einer leichten Kitzelbehandlung beginnen. Wenn es »aufwacht« und darauf reagiert, so kitzeln Sie noch ein wenig weiter, solange Sie beide Spaß daran haben. Dann folgen die beschriebenen Massagegriffe. Diese jedoch sanft und fest im Wechsel. Sprechen Sie lebhaft mit Ihrem Baby. Lachen und singen Sie mit ihm.

Aufgepasst: Essenszeit! Wenn das Baby etwas schwach ist und dazu neigt, seine Mahlzeiten zu verschlafen, können Sie durch leichtes Streicheln der Wange den Such- und Saugreflex des Babys anregen.

Schwierigkeiten beim Stillen des Babys

Es mag sein, dass Ihr Baby einen nur mäßig ausgeprägten Suchreflex zeigt. Dann streichen Sie immer wieder sanft von seiner Wange zum Mund und in Richtung Kinn. Dabei wird die Reflexbewegung, Öffnen des Mundes und Suchen der Brustwarze, angeregt. Nun können Sie das Baby leichter anlegen. Spürt es erst einmal Ihre Brustwarze im Mund, wird es von selbst seine angeborenen Saug- und Schluckbewegungen ausführen.

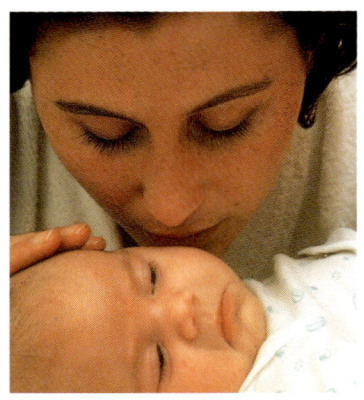

Berührung ist spürbarer Ausdruck von Zuneigung.

In unserem Körper sind all unsere Erfahrungen gespeichert: die angenehmen wie auch die unangenehmen.

Vorbereitung auf die Babymassage

Unser Körper hat ein unerbittliches »Gedächtnis«. Besonders stark eingeprägt haben sich die frühesten Erlebnisse rund um die Geburt und die Zeit danach. So kann es sein, dass Sie Ihrem Baby den Hals streicheln wollen und es dabei außer sich gerät. Sein panikartiges Schreien lässt vermuten, dass es bei der Geburt die Nabelschnur um den Hals gewickelt hatte und die ganze Todesangst, der Schmerz dabei wieder auflebt. Oder es reagiert bei der Massage eines Armes, Beines, der Füßchen, des Kopfes unangemessen heftig. Auch diese Körperteile können eine schmerzliche Erinnerung tragen.

Starke Gefühlsausbrüche zulassen

Entdecken Sie während der Massage bei Ihrem Baby ein solches Verhalten, so versuchen Sie bitte nicht, es davon abzulenken, es schnell zu trösten. Halten Sie Ihr Kind, und halten Sie mit ihm die Erinnerung an seinen Schmerz aus. Ich weiß, das ist schwer. Dennoch, mit seinen Tränen kann es sein Trauma lindern und schließlich zum Abheilen bringen. Sind Sie einfach ganz nah bei ihm, und akzeptieren Sie seinen starken Gefühlsausbruch.
Vielleicht hilft es Ihnen, daran zu denken, wie befreiend es für Sie selbst ist, bei Trauer oder Wut von einem Gegenüber nicht abgelenkt, beschwichtigt zu werden, sondern sein tiefes, stilles Mitgefühl zu spüren. Sagen Sie Ihrem Baby einfach: »Ich versteh dich ja, ich habe es ähnlich schlimm erlebt, als Deine Herztöne schlechter wurden, als

Du feststecktest und Deine Geburt einfach nicht weiterging.« Weinen Sie ruhig auch, wenn Ihnen danach zumute ist. Ihr Baby wird mit Ihnen fühlen, da bin ich mir sicher. Wir können nur in dem Maße heilen, in dem wir bei uns selbst Heilung zugelassen haben.

Seelische Wunden heilen nur langsam

Bemerken Sie bei Ihrem Baby während der Berührung ein Seufzen, Umsichschlagen, Gähnen oder heftiges Schreien, dann ist dies ein Zeichen dafür, dass es sich und seine Spannung »entlädt«. Lassen Sie sich durch solche Reaktionen nicht verunsichern. Es braucht dringend Ihre einfühlenden Hände, um die Erinnerung an zupackende, schmerzbereitende Hände zu vergessen. Nähern Sie sich diesem empfindsamen Körperteil sehr behutsam. Streicheln Sie ihn vielleicht zuerst nur. Wenn Ihr Baby Ihnen signalisiert: »Jetzt halte ich es aus!«, gehen Sie zur gewohnten Massage über.

Innerlich ruhig werden

Ruhe und Stille sind die besten Voraussetzungen für das Gelingen einer guten Massage. Doch den meisten von uns fällt das scheinbar Einfache sehr schwer. Wenn auch Sie Probleme haben, zur Ruhe zu kommen, weil so vieles sie jetzt fordert, dann versuchen Sie bewusst, sich für eine viertel bis halbe Stunde von der anliegender Arbeit. von Telefonanrufen und sonstigen Ablenkungen zu distanzieren. Denken Sie daran, dass eine Massage aus innerer Ruhe heraus für Sie und Ihr Baby viel wirksamer ist. Wenn die Atmosphäre für Ihr Gefühl stimmt, dann steht der Massage nichts mehr im Wege. Sie werden beide danach für den Rest des Tages oder der Nacht entspannter und zufriedener sein.

Innerlich ruhig werden ist eine Übungssache. Autogenes Training und Meditation sind wunderbare Hilfen dabei. Diese Entspannungsmethoden kann jeder lernen.

Zu welcher Uhrzeit kann ich massieren?

Diese Frage können eigentlich nur Sie beantworten. Überlegen Sie, wann dafür die ruhigste halbe Stunde in Ihrem Tagesablauf sein könnte und zu welcher Zeit es Ihnen am wenigsten Arbeit macht. Die Mütter in meinen Kursen massieren oft frühmorgens im Bett oder am Abend, wenn der Vater ihnen den Rücken freihalten und/oder selbst teilnehmen kann. Natürlich muss zudem der Rhythmus des Babys bedacht werden. Wenig Sinn macht die Massage, wenn Ihr Baby hungrig oder müde ist.

Wo ist der beste Platz für uns zwei?

Sicherlich wissen Sie einen Ort, an dem Sie nicht gestört werden und sich richtig wohl fühlen können. Das kann auf dem Fußboden sein, auf dem Sofa oder in Ihrem Bett. Viele Mütter wählen den Wickeltisch zur Massage. Sie sagen mir, es sei ein ohnehin gewohnter Platz für sie und das Baby. Auch dieser Platz eignet sich, jedoch sollten Sie bedenken, dass Sie dabei Ihr Baby nicht auf Ihre Beine legen können; es fehlt der direkte Körperkontakt. Achten Sie darauf, dass Ihr ausgewähltes Plätzchen im Winter auch wirklich warm genug bzw. im Sommer vor Zugluft geschützt ist.

Machen Sie es sich bequem

So wichtig wie der Platz, an dem Sie massieren wollen, ist dabei Ihre entspannte Körperhaltung. Setzen Sie sich so, dass Sie das Baby gut auf oder, wenn das nicht möglich ist, zwischen Ihre Beine legen können. Falls Sie auf dem Boden massieren, legen Sie eine Matte oder eine Wolldecke unter. Stützen Sie den Rücken mit einem Polster oder auch mit einem Stillkissen, und überprüfen Sie

Zimmerluft, Hände und Massageöl müssen wohlig warm sein. Bei Kälte zieht sich die Muskulatur zusammen. Das verhindert die Entspannung. Zur kalten Jahreszeit kann eine Wärme- oder Rotlichtlampe für gleichmäßige Temperatur sorgen.

während der Behandlung immer mal wieder Ihre eigene Körperhaltung. Hierzu ein einfacher, wirkungsvoller Trick: Sie nehmen jeweils eine Pobacke in die Hand und ziehen sie kräftig nach hinten. Das streckt die Wirbelsäule, und Sie sitzen automatisch entspannt.

Eine Unterlage sollte sein

Legen Sie Ihr Baby auf eine weiche Decke oder auf ein dickes Handtuch, auf alle Fälle auf eine Unterlage, die sich problemlos waschen lässt. So gut wie alle Babys werden Wasser lassen, sobald die entspannende Wirkung der Massage eintritt. Angenehm weich und warm liegt Ihr Baby auch auf einem Lammfell, das Sie allerdings auch mit einem saugfähigen Tuch etwas schützen sollten. Legen Sie eine dünne Decke in greifbare Nähe, in die Sie das Baby nach der Massage noch einige Zeit einhüllen, bevor Sie es wieder ankleiden.

Manche Babys werden von der Massage müde und schlafen leichter ein. Dann ist sie am Abend ideal. Andere Babys macht die Massage hingegen munter.

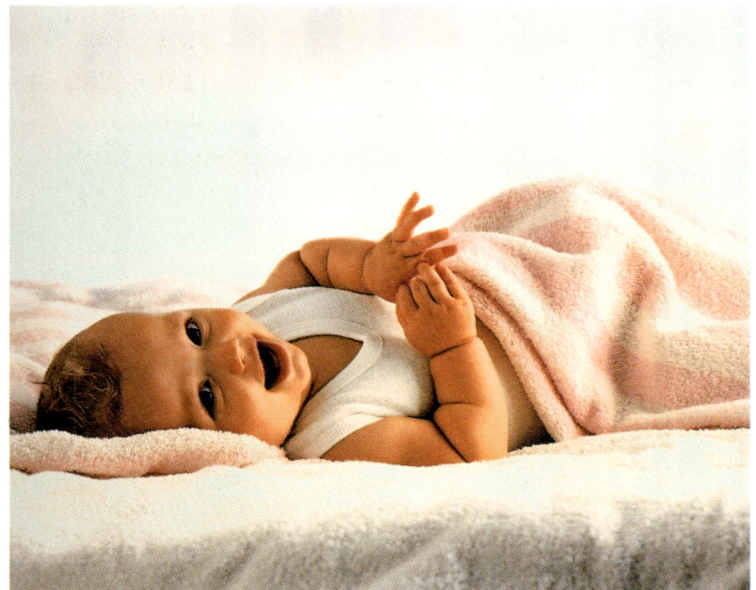

Das Bedürfnis nach Nähe und Körperkontakt ist voll und ganz befriedigt. Nach der Massage ist das Baby rundum entspannt und fühlt sich wohl und behaglich.

Pflegende und heilende Massageöle

Sie kennen wahrscheinlich das gute Gefühl, wenn Hände über eine »geschmierte« Haut gleiten. Ein Reiben auf trockener Haut ist eher unangenehm bis schmerzhaft. Besonders, wenn Ihre Hände feucht sind. Deshalb sollten Sie immer mit ein wenig Öl massieren.

Dies gilt nicht für zartes Streicheln, wie z. B. bei der RISS-Methode, die in Kliniken für Frühgeborene angewandt wird. Ebenso rate ich Müttern von Babys mit Neurodermitis, anfangs erst einmal vorsichtig trocken zu massieren und erst allmählich die gesunden Hautpartien mit Pflanzenöl zu behandeln. Beobachten Sie die Reaktion der Haut, und entscheiden Sie dann, ob mit oder ohne Öl.

Verwenden Sie nur hochwertiges Öl

Um allergischen Reaktionen vorzubeugen, sollten Sie nur hochwertige, kaltgepresste Pflanzenöle verwenden. Geben Sie das Öl nie direkt auf die Babyhaut, sondern erwärmen Sie es zuerst zwischen Ihren Handflächen.

Vermeiden Sie jedoch in jedem Fall mineralische Öle, welche oft auch in Cremes verwendet werden. Die Hersteller benutzen häufig Petroleum als Grundlage, das die Haut reizt und Allergien auslösen kann. Schauen Sie bei einem Fertigprodukt immer nach den Inhaltsstoffen, und lassen Sie es notfalls stehen, wenn diese nicht genau ausgewiesen sind. Für unsere leider immer hautempfindlicher reagierenden Babys sollten wir nur kaltgepresstes Pflanzenöl verwenden. Es nährt und durchfeuchtet die Haut, ohne die Poren zu verschließen, und schadet dem Baby auch nicht, wenn es später an seinen Händen nuckelt. Hervorragend eignet sich beispielsweise Sonnenblumenöl von biologisch bearbeiteten Feldern, welches in gut sortierten Supermärkten zu erhalten ist. Ideal ist auch das etwas teurere Mandelöl, Aprikosenkernöl oder Sesamöl. Daneben gibt es speziell hergestellte Heilpflanzenöle aus der Apotheke. Hierfür werden Kräuter in Öl angesetzt. Einige, für die Babymassage besonders geeignete Heilpflanzenöle möchte ich Ihnen im Folgenden kurz vorstellen.

Melissenöl (Melissa offizinalis L.)

Melisse ist ein mildes Beruhigungsmittel. Eine Massage mit Melissenöl wirkt schlaffördernd und herzstärkend, aber auch erheiternd. Leidet Ihr Baby unter Blähungen, verwenden Sie das Heilöl für eine Bauchmassage.

Kamillenöl (Matricaria chamomilla L.)

Die Kamille wirkt entzündungshemmend, ist krampflösend, schmerzlindernd und beschleunigt die Wundheilung. Ihre Heilkraft wird auch in der Schulmedizin sehr geschätzt. Wählen Sie zur Massage Kamillenöl, wenn Ihr Baby Darmbeschwerden, Koliken oder Blähungen hat, aber auch, um einen wunden Po zu behandeln. Sollte Ihr Baby zu Allergien neigen, testen Sie zuvor die Verträglichkeit des Öls an einer kleinen Stelle, denn in sehr seltenen Fällen kann es zu einer allergischen Reaktion auf die Wirkstoffe der Pflanze kommen.

Die Kamille ist ein altbekanntes Haus- und Heilmittel. Wegen ihrer vorzüglichen hautheilenden und entzündungshemmenden Wirkung eignet sie sich hervorragend zur Babypflege.

Das sanfte und wohlriechende Öl der echten Kamille hilft auch bei Darmbeschwerden.

41

Rosenöl (Oleum rosae L.)

Das beliebte Rosenöl duftet nicht nur besonders gut, es wirkt vor allem desinfizierend. Die Rose beeinflusst positiv unsere Gefühle. Vielleicht schenken uns darum Männer so gerne Rosen. Ihr Öl beruhigt und fördert den Schlaf. Sie sollten es für eine Massage allerdings verdünnen, z. B. mit Avocado- oder Mandelöl. Geben Sie dabei fünf Tropfen echtes Rosenöl auf 100 Milliliter Basisöl. Bedenken Sie beim Kauf, dass oft künstliches Rosenöl angeboten wird. Das reine erkennen Sie an seinem leider hohen Preis.

Johannisöl (Hypericum perforatum L.)

Johanniskraut ist die Pflanze des Sommers und Sonnenlichts. Ihm werden energiespendende Kräfte nachgesagt. Aus diesem Grund benutzen es anthroposophische Kliniken zur Unterstützung kreislaufschwacher Kinder. Da es auch fotosensibilisierend wirkt, d. h. äußerst lichtempfindlich ist, gehen heute Hebammen dazu über, die Neugeborenen-Gelbsucht mit Lichttherapie zu behandeln, d. h. eine Johannisöl-Ganzkörpereinreibung vorzunehmen. Dabei wird das Neugeborene mit dem Öl eingerieben und nackt an ein helles, warmes Fenster gelegt. Achtung: Genau das ist auch der Grund, warum Sie Johannisöl nie in der Sonne verwenden sollten. Schon ein diffuses Sonnenlicht kann zu Sonnenbrand führen. Weiter wirkt Johannisöl heilend bei Wundsein und ist nervenstärkend.

Avocadoöl

Das angenehme Heilöl, das sich gut als Basisöl eignet, weist einen hohen Gehalt an Vitaminen, besonders an Vitamin A, auf und enthält außerdem viele wertvolle Mineralstoffe. Sie werden durch die Haut aufgenommen und dem Stoffwechselsystem zugeführt.

Rosen wecken angenehme Assoziationen. Man denkt an Herz, an Duft und Liebe. Und auch das nicht billige Rosenöl sorgt für positive Gefühle. Es wirkt emotional beruhigend und lässt Ihr Baby entspannt schlafen.

Aromaöle nicht leichtfertig einsetzen

● Im Gegensatz zu den genannten Pflanzen- und Heilpflanzenölen sollten Sie ätherische Öle keinesfalls regelmäßig einsetzen.

● Ein ätherisches Öl ist die Essenz einer Pflanze, ihr Destillat. Diese hohe Konzentration macht es zu einem starken Heilmittel.

● Bei Beschwerden wie Blähungen, Husten, Einschlafschwierigkeiten etc. können Sie diese Öle gezielt und kurzfristig einsetzen.

● Sie wirken über die Atmung und den Geruchssinn, werden von unserer Haut aufgenommen und über die Lungen wieder abgeatmet.

● Da ihre Wirksamkeit so hoch ist, sollten sie immer verdünnt in einem Basisöl verwendet werden, wobei ein Tropfen auf 30 Milliliter schon genügt.

● Behandeln Sie Ihr Kind niemals mit Pfefferminzöl, wenn es nicht mindestens sechs Jahre alt ist.

● Um eine sanftere Wirkung zu erzielen, empfiehlt es sich, ätherische Öle in einer Aromalampe zu verdunsten. Ein bis zwei Tropfen genügen.

● Bedenken Sie, auch pflanzliche Heilmittel sind in hoher Konzentration und dauernder Anwendung schädlich.

Wenn Sie die Reinheit eines Aromaöls prüfen wollen, geben Sie einen Tropfen des ätherischen Öls auf ein Stück Papier. Ist es echt, so hinterlässt es keinen Fleck.

So wende ich das Öl an

Ganz gleich, ob Sie sich nun für ein kaltgepresstes Pflanzenöl oder ein fertiges Heilpflanzenöl entscheiden, Sie stellen sich ein kleines Schälchen mit eben der Menge, die Sie benötigen, zurecht.
Um jede Unterbrechung bei den Massagegriffen zu vermeiden, wird es am besten rechts oder bei Linkshändigkeit links neben Ihnen stehen. Tropfen Sie das Öl nicht direkt auf die Haut des Babys, sondern nehmen Sie zu Beginn der Massage, und immer wieder einmal dazwischen, ein wenig von dem Öl und verreiben es in den Innenflächen Ihrer Hand.
So bringen Sie es auf Körpertemperatur. Mit dem angewärmten Öl können Sie beginnen.

Verwenden Sie nur so viel Öl, wie notwendig ist, damit Ihre Hände sanft gleitend über die Babyhaut streichen können.

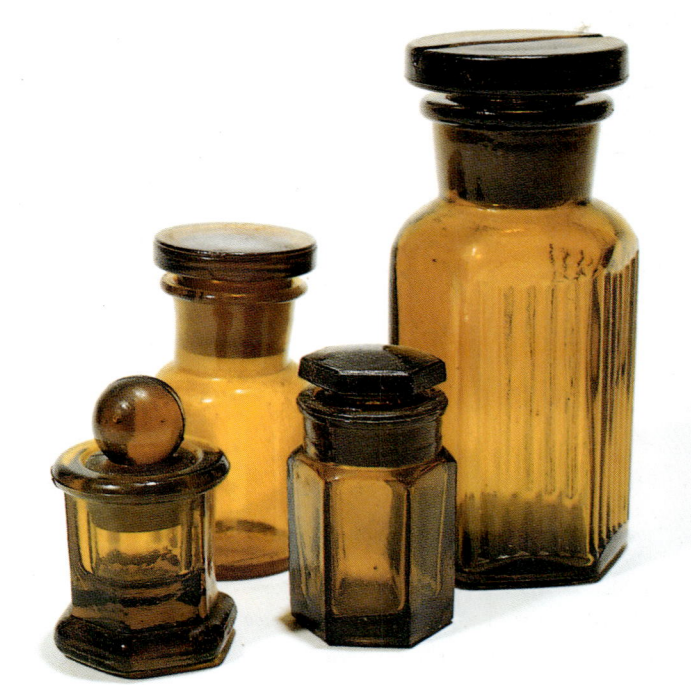

Ein gutes Öl gehört zu einer Massage. Es vermittelt nicht nur einen angenehmen Hautkontakt, sondern wirkt auch über seine Inhaltsstoffe.

Von einer Massage ist abzuraten

● Wenn das Baby hohes Fieber und/oder einen akuten Infekt wie Schnupfen, Bronchitis etc. hat

● Wenn die Lymphknoten geschwollen sind

● Bei Krankheiten, die von Ihrem Arzt noch nicht eindeutig diagnostiziert worden sind

● Bei Blutergüssen und inneren Blutungen.

Wie lange dauert eine Massage?

Bei Frühgeborenen sollte die Massage anfangs eine Zeit von fünf Minuten nicht überschreiten. Ebenso halten Sie es mit schwächlichen oder geistig behinderten Babys. Bei ihnen steigern Sie die Behandlungszeit allmählich, abgestimmt auf das Wohlbefinden des Babys.
Gesunde Babys vertragen zu Beginn bereits fünf bis zehn Minuten. Macht es ihnen Spaß, so steigern Sie die Zeit, bis Sie 20 Minuten erreicht haben. Das sind natürlich Richtwerte. Sie können ganz individuell die Zeit verkürzen oder verlängern. Solange Sie das Wohlbefinden und die Zeichen Ihres Babys beachten, werden Sie nichts falsch machen können. Ihre Sicherheit wird wachsen, und Ihre ganz eigene Art der Massage wird sich entwickeln. Und das ist gut so, denn dieses Buch ist eine Anleitung, kein Diktat. Sie sollten sich die Freiheit nehmen, die Massage an Ihrem Baby spielerisch und kreativ anzuwenden und zu erweitern. Immer steht das Vergnügen an erster Stelle.

Was die Dauer und Intensität der Massage betrifft, orientieren Sie sich ganz an Ihrem Baby. Wenn es ihm sichtlich Spaß macht, können Sie die Massage ausdehnen. Quengelt und weint es, sollten Sie aufhören und einen besseren Zeitpunkt abwarten.

45

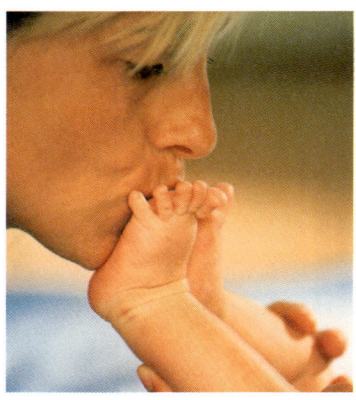

Massage ist mehr als nur eine Technik.

Nehmen Sie sich für die Massage richtig Zeit. Versuchen Sie, völlig abzuschalten und sich ganz auf Ihr Baby einzulassen.

Zur Technik der sanften Babymassage

Die Zeichen des Babys beachten

Der beste Führer durch die Massage ist Ihre Intuition. Machen Sie reichlich Gebrauch davon. Benutzen Sie Ihr Wissen, Ihre Kreativität, Ihr Gefühl, und achten Sie auf die Zeichen, die Ihr Baby Ihnen gibt. Beobachten Sie seine Mimik. Für Ihr Baby sind Blicke im Moment noch das wichtigste Kommunikationsmittel. Es nimmt Sie und seine kleine Welt durch die Augen auf. Und welch ein Glücksgefühl löst in uns ein Blick in diese Babyaugen aus. Ist Ihnen aufgefallen, dass Babys uns intensiv und lange in die Augen schauen, ohne dabei zu zwinkern oder zu blinzeln? Wenn Sie diesen Blick erwidern, ruhig und offen, so ahnen Sie die Tiefe seiner Seele.

Viel Feingefühl und volle Aufmerksamkeit

Halten Sie während der Massage mit Ihrem Baby ein Zwiegespräch. Sprechen Sie zu ihm mit Ihren Augen, Ihren Händen, aus Ihrem Herzen. Alles andere würde den Wert Ihrer Berührung mindern. Ihr Baby würde es sofort bemerken, wenn Sie währenddessen in Gedanken woanders sind. Ihr Baby wird Ihnen signalisieren, was es mag oder auch nicht mag. Möchte es vielleicht zu Anfang nicht auf dem Bauch liegen, so drehen sie es auf den Rücken und beginnen dort mit der Massage. Wenn Sie sich an ihm orientieren, gewinnen Sie schnell Sicherheit in Bezug auf Druck, Dauer und Festigkeit der Griffe. Sie werden nichts falsch machen. Sollte Ihr Baby für eine Massage nicht aufnahmebereit sein, was sehr selten vorkommt, so halten Sie es ruhig auf dem Arm und geben ihm auf diese Weise Nähe und Körperkontakt.

Einige Grundregeln

Legen Sie vor dem Beginn der Massage Schmuck und Uhr ab, um ein ungehindertes Fließen der Energie in Ihren Händen zu ermöglichen. Sie beginnen bei der Babymassage immer oben am Kopf und arbeiten sich dann im Verlauf der Massage weiter nach unten, bis Sie an den Fußsohlen angelangt sind. Das widerspricht vielleicht dem, was Sie von der allgemeinen Massage her kennen: immer herzwärts zu streichen. Im Gegensatz zu einer sogenannten Sportmassage, die Stoffwechselprodukte über den Kreislauf abtransportieren soll, wollen Sie durch die Babymassage Entspannung und Beruhigung erzielen. Zudem entfernen Sie angestaute Energien durch das Abwärtsstreichen vom Kopf zum Fuß. Entweder arbeiten Sie mit beiden Händen, z. B. an Rücken, Brust und Bauch, oder aber die freie Hand stützt und hält, wie z. B. bei Armen und Beinen. Massieren sie nur mit einer Hand, dann legen Sie die passive Hand auf den Körper Ihres Babys, um den Energiekreislauf zu schließen.

Massieren Sie immer nach dem Prinzip: Qualität geht vor Quantität. Eine kurze liebe Behandlung, eine Teilmassage ist einer mechanischen Ganzkörpermassage immer vorzuziehen.

So wirkt die Massage	
Beruhigend	**Anregend**
• Langsames Massieren	• Schnelles Massieren
• Abwärtsstreichen	• Aufwärtsstreichen
• Zarter Druck	• Festeres Zugreifen

47

Nehmen Sie Ihr Baby während der Massage ganz wahr. Streicheln Sie es aufmerksam mit sanften und langsamen Strichen. Sagen Sie ihm dabei, wie sich seine Haut, seine Muskeln und Gelenke anfühlen und dass es Ihnen viel Spaß macht, seinen runden, weichen Körper zu berühren.

Der gesamte Ablauf in Stichworten

Die Körpervorderseite

Kopf	Zart über Kopf und Fontanelle kreisen
Gesicht	Über Stirn und Augenbrauen zu den Schläfen streichen, die Nasenflügeln aufwärts fahren, von der Nasenwurzel über die Augenlider zu den Mundwinkeln und über die Wangen zu den Ohren streichen, die Ohren kneten und ziehen
Brust	Von der Brustmitte zu den Seiten
Flanken	Diagonal von den Bauchseiten über den Brustkorb zu den Schultern streichen
Bauch	Zuerst abwärts streichen, dann spiralförmig um den Nabel kreisen
Geschlechtsteile	Durch Streicheln ganz natürlich in die Massage mit einbeziehen
Arme	Von den Schultern zu den Händen kneten und reiben
Hände	Handrücken, Finger und Handflächen massieren
Beine	Vom Oberschenkel zum Fuß melken und wringen
Füße	Fußrücken, -sohlen und Zehen massieren
Vorderseite	Ausstreichen

Die Körperrückseite

Hinterkopf	Zum Nacken abwärts streichen
Nacken	Die Nackenwirbel mit Daumen und Zeigefinger sanft umkreisen
Schultern	Vom Hals zum Schultergelenk streichen
Rücken	Mit Querstrichen auf und ab streichen, mit den Fingerkuppen seitlich der Wirbelsäule von oben nach unten kreisen, den Po halten und mit der anderen Hand vom Nacken zum Gesäß streichen
Gesäß	Kneten
Rückseite	Ausstreichen

Alle Massagegriffe von Kopf bis Fuß

Der Kopf

Sie halten das Köpfchen in der einen Hand und kreisen mit der freien Handfläche beruhigend über die Fontanelle Ihres Babys. Dieser Bereich ist sehr sensibel, doch Ihr zartes Streicheln schadet dem Baby keinesfalls.

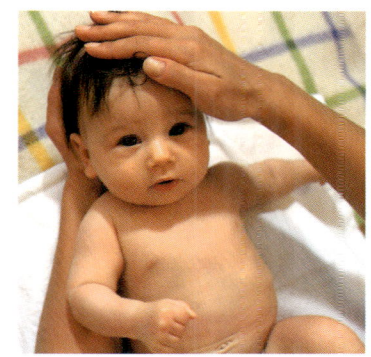

Die Stirn

Streichen Sie mit beiden Daumen von der Stirnmitte zu den Schläfen. Ziehen Sie die erste Bahn am Haaransatz, die letzte über den Augenbrauen. Üben Sie an den Schläfen keinen Druck aus!

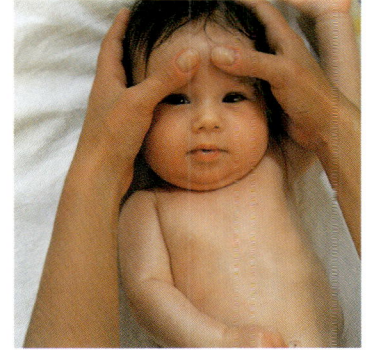

Hat Ihr Baby Schnupfen, so streichen Sie vom Ansatz der Augenbrauen an den Nasenflügeln entlang mehrmals wieder abwärts. Das fördert den Abfluss des Nasensekrets.

Die Nase

Von den Nasenflügeln fahren Sie jetzt mit beiden Daumen gleichzeitig sanft nach oben bis unter den Ansatz der Augenbrauen. Ihn für einige Sekunden zu halten kann sehr wohltuend sein.

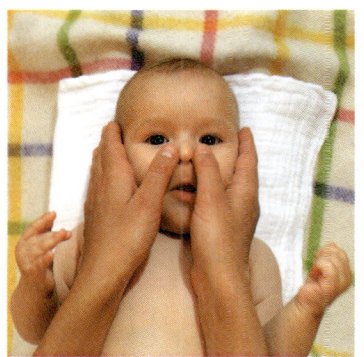

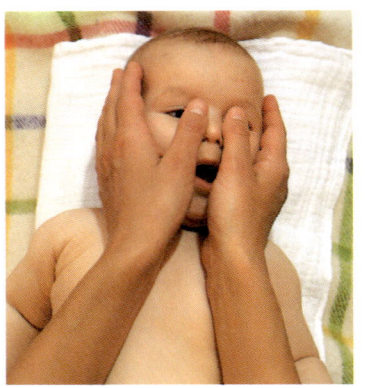

Die Augenlider

Setzen Sie die Daumen unter den Augenbrauenansätzen an. Streichen Sie vorsichtig über die Augenlider nach unten zu den Mundwinkeln, die Sie etwas auseinander ziehen, um die Mundmuskulatur zu entspannen.

Die Mundmuskulatur leistet bei Babys Schwerstarbeit. Leichtes Auseinanderziehen der Mundwinkel und Massieren von Ober- und Unterlippe sorgen in diesem beanspruchten Bereich für die notwendige Entspannung.

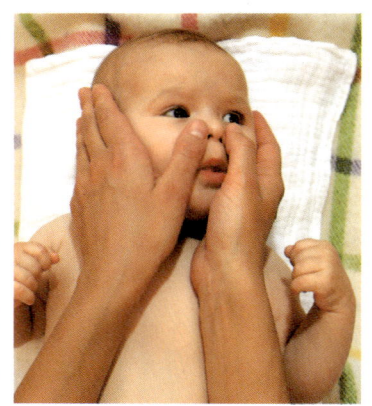

Die Wangen

Von der Nasenwurzel streichen beide Daumen in mehreren Bahnen über Nase und Wangenknochen zum Ohr. Hier liegen die Nasennebenhöhlen. Bei Schnupfen behandeln Sie diese Region intensiver. Das fördert die Durchblutung und löst das Nasensekret!

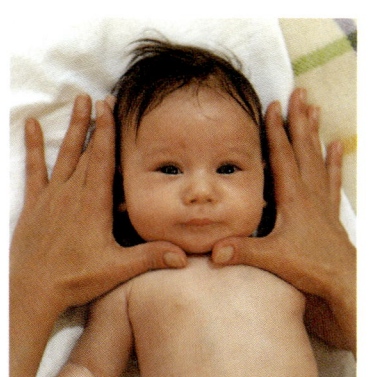

Mund und Kinn

Sie umkreisen zuerst einige Male den Mund des Babys, bevor Sie Ober- und Unterlippe von der Mitte zu den Seiten hin zart massieren. Die letzte Bahn widmet sich dem Kinn und streicht von hier zu den Ohren aus.

Die Ohren

Mit Daumen und Zeigefinger kneten, reiben und ziehen Sie die sehr empfindsamen, weichen Ohrmuscheln, solange es Ihnen und Ihrem Baby Spaß macht. Zum Abschluss ziehen Sie die Ohrläppchen sanft nach unten und halten sie kurz.

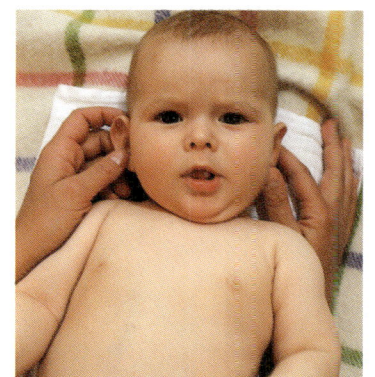

Die Brust

Geben Sie immer wieder etwas Öl nach, vergessen Sie aber nicht, es zwischen den Handflächen anzuwärmen.
Legen Sie nun beide Hände neben das Brustbein, und ziehen Sie ruhige, rhythmische Bahnen zu den Brustseiten.

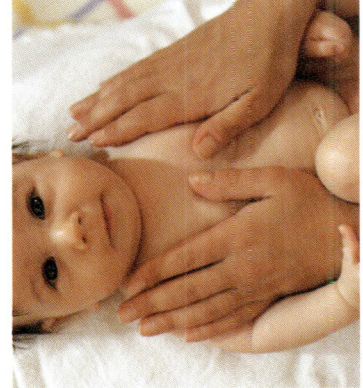

Eine Ohrenmassage mögen die meisten Babys gern. Hier liegt eine Vielzahl von Nervenenden. Durch die sanfte Berührung werden Nervenimpulse aktiviert, die Freude und Wohlbefinden beim Baby auslösen.

Die Flanken

Eine Hand hält den Oberschenkel, während die andere von der Flanke über Bauch und Brust zur gegenüberliegenden Schulter streicht. In diagonalen Strichen fahren Sie mal von der einen, mal von der anderen Seite zu den Schultern.

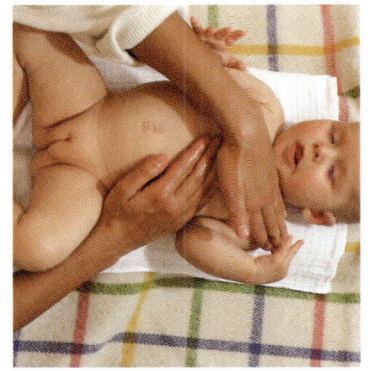

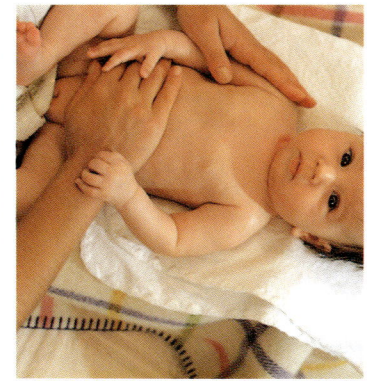

Der Bauch

Streichen Sie abwechselnd mit den Händen von der Magengrube hinunter zum Schambein. Der Bauch sollte sich weich anfühlen. Ist er hart, vermeiden Sie jeden Druck und massieren leicht weiter, bis die Spannung sich löst.

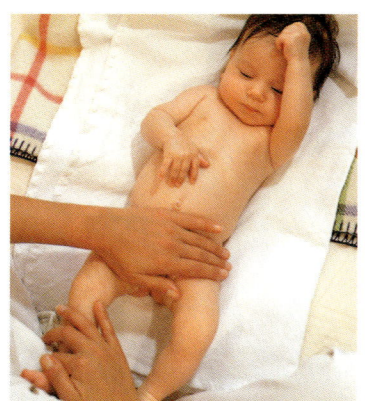

Das Bauchkreisen

Ist das Bäuchlein hart, so schütteln Sie das Baby zur Lockerung und Entspannung sanft hin und her. Dann kreisen Sie mit Ihren Fingerspitzen, solange es Ihrem Baby gut tut, spiralförmig um den Bauchnabel.

Lassen Sie sich bei der Bauchmassage in jedem Fall viel Zeit. Leidet Ihr Baby unter Blähungen, so verwenden Sie dabei Kümmel- oder Melissenöl.

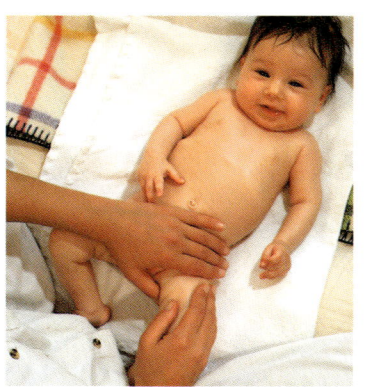

Den Bauch ausstreichen

Zum Schluss halten Sie mit einer Hand die Beinchen senkrecht hoch und streichen dann mit Ihrem ganzen Unterarm über den Bauch mehrmals abwärts zum Schambein. Auch hier entscheidet das Baby, wie lange und wie fest massiert wird.

Das Geschlecht

Lassen Sie Ihre Hände liebevoll über das Geschlecht
Ihres Babys gleiten. Da es
allen Babys gefällt, hier
berührt zu werden, können
Sie spielerisch und ausgiebig streicheln. Wir Erwachsenen haben dieser Natür-
lichkeit Grenzen gesetzt.

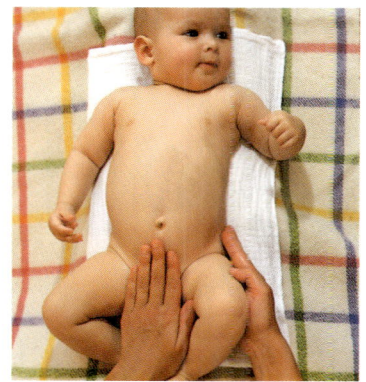

Die Arme kneten

Für die Armmassage ist es
gut, das Baby auf die Seite
zu drehen, so haben Sie
freien Zugriff zu den
Schultergelenken.
Umfassen Sie das Handge-
lenk und »melken« Sie drei-
bis viermal mit der freien
Hand von der Schulter bis
zum Unterarm.

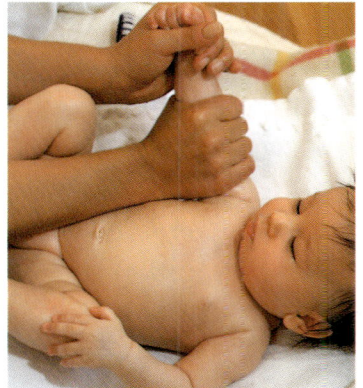

Halten Sie während der Massage
mit Ihrem Baby ein Zwiegespräch.
Sprechen Sie zu ihm mit Ihren
Augen, Ihren Händen, mit Ihrem
Herzen.

Arme und Handgelenke

Nun wird das Ärmchen
»ausgewrungen«. Dazu
umfassen Sie es mit
beiden Händen und um-
kreisen es gegenläufig
vom Oberarm zum Handge-
lenk. Anschließend umkreisen Sie sanft das Handge-
lenk.

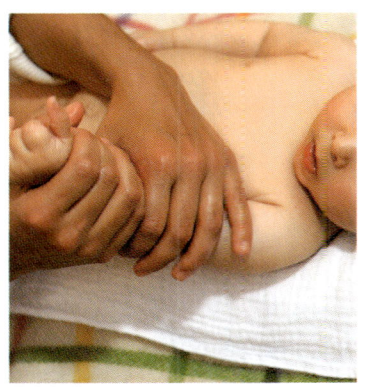

53

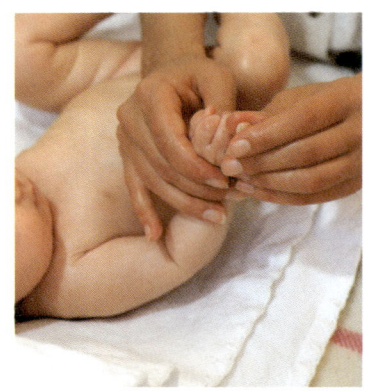

Die Finger

Massieren Sie zuerst den Handrücken und die kleinen Grübchen darauf, dann jeden Finger vom Ansatz bis zur Fingerspitze. Zum Schluss öffnen Sie sanft die Handfläche und streichen mit dem Daumen zu den Fingeransätzen.

Die kleinen Fingerchen und Zehen zu berühren ist immer wieder ein Erlebnis. Bis zum kleinsten Nägelchen ist alles da, was das Baby braucht.

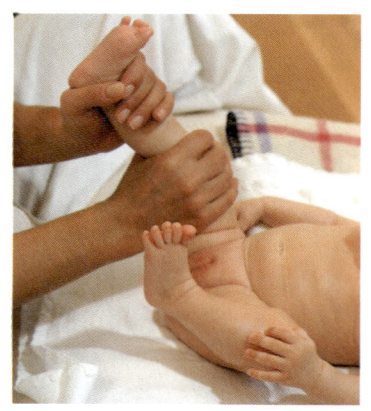

Die Beine

»Melken« und »wringen« Sie die Beinchen Ihres Babys vom Oberschenkel bis zum Fuß genauso, wie Sie es schon bei den Ärmchen getan haben.
Das Fußgelenk bedarf wieder einer eigenen Behandlung: Umkreisen Sie sanft die Knöchel.

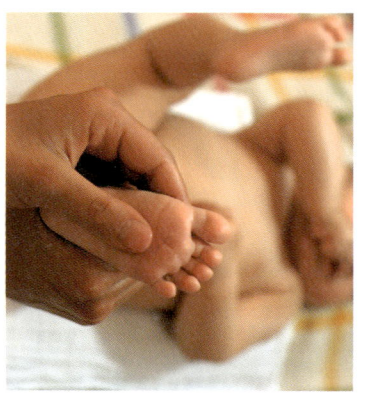

Die Füße

Halten Sie Babys Bein an der Wade in die Höhe, und massieren Sie mit der freien Hand die Pölsterchen des Fußrückens. Bearbeiten Sie dann die Sohle mit kräftigen Kreisen, damit es nicht kitzelt. Zum Abschluss wird jeder einzelne Zeh geknetet.

Der Nacken

Die meisten Babys zeigen noch wenig Hals. Fassen Sie einfach die Speckfalte im Nacken mit Ihrem Daumen und Zeigefinger und umkreisen Sie sanft die Nackenwirbel, die Sie gut tasten können. Seien Sie vorsichtig, aber nicht ängstlich.

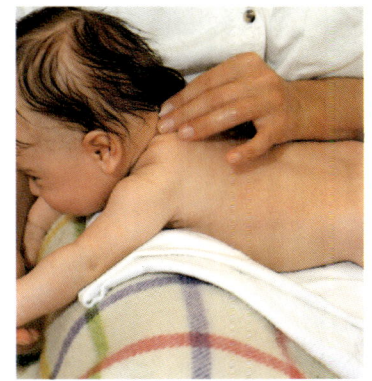

Die Schultern

Nacken und Schultern müssen das verhältnismäßig große Gewicht des Kopfes tragen und sind deshalb oft verkrampft. Streichen Sie zur Entspannung mit beiden Handflächen mehrere Male vom Hals bis zu den Schultergelenken.

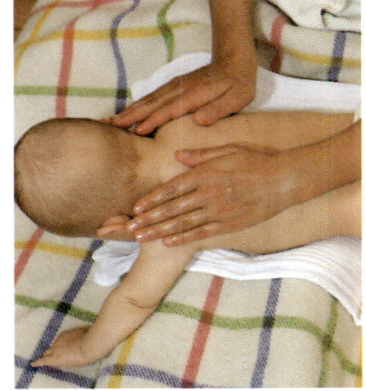

Für die Massage der Körperrückseite legen Sie das Baby am besten quer über Ihre Oberschenkel. Achten Sie darauf, dass Sie dabei entspannt sitzen. Das Baby merkt, wenn Sie verkrampft sind.

Der Rücken quer

Der Rücken wird zunächst in Querstrichen massiert. Dazu streichen Sie im rhythmischen Wechsel beider Hände von der linken zur rechten Seite des Rückens und umgekehrt. Wandern Sie dabei mehrmals den Rücken auf und ab.

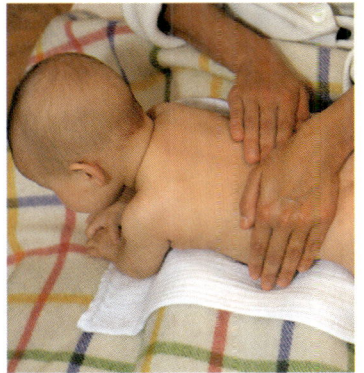

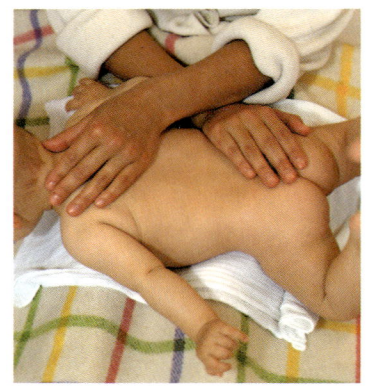

Entlang der Wirbelsäule

Legen Sie die Fingerkuppen beider Hände nebeneinander an die Wirbelsäule. Durch langsames Kreisen lösen Sie die Muskulatur zu beiden Seiten der Wirbelsäule vom Nacken bis hinunter zu den Grübchen neben dem Kreuz.

Ob das Baby nun versucht, das schwere Köpfchen zu halten, sich hochzustemmen oder sich gar zu drehen – stets werden Nacken, Schultern und Rücken stark beansprucht. Deshalb tut die Rückenmassage besonders gut.

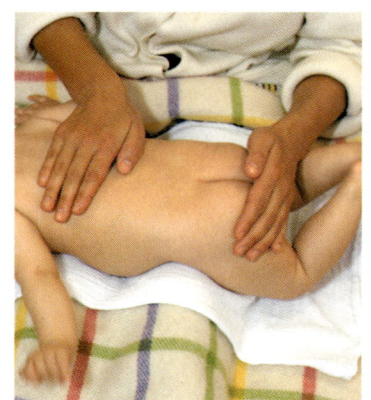

Den Rücken abwärts

Eine Hand liegt um den Po des Babys, die andere streicht mit langen Bewegungen vom Nacken hinunter zum Gesäß. Ihr Baby wird sich dabei strecken und versuchen, den Kopf und den Schulterbereich aufzurichten, was eine gute Gymnastik ist.

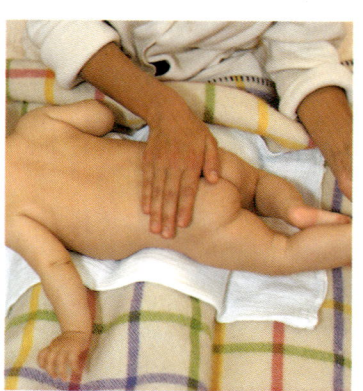

Rückenabschluss

Zum Abschluss umfassen Sie Babys Füße und erweitern die Bahnen bis zu den Fußsohlen. Die letzte Bahn geht über die Füße hinaus, gerade so, als wollten Sie alle Verspannungen aus dem Körper herausstreichen.

Ein Bad zum entspannenden Ausklang

Ein ausgiebiges Bad ist der ideale Abschluss einer Massage. Im Wasser kann das Baby die Schwerkraft überwinden, was nicht nur seinen Organismus entlastet, sondern auch seinen Energieverbrauch erheblich verringert. Bis zu 70 Prozent weniger Sauerstoff muss ein Baby im Wasser für die Aufrechterhaltung der Organfunktionen aufbringen. Darum steht der weitaus größere Teil für seine Atmung zur Verfügung, was besonders für kranke und frühgeborene Babys wichtig ist.

Die Heilkraft des Wassers nutzen

Wasser vermag elektrische Spannungen aus dem Körper auszuleiten. Das könnte der Grund sein, warum wir uns im Wasser so unbeschwert und wohl fühlen. Seit Tausenden von Jahren gilt Wasser als die heilige Quelle des Lebens. Hier mag das Geheimnis liegen, weshalb kranke Kinder und Säuglinge durch Wasseranwendungen immer wieder genesen konnten. Der russische Forscher Tjarkowsk, der sein schwer krankes, von den Ärzten bereits aufgegebenes Baby gegen deren Willen nach Hause nahm, besann sich in seiner Verzweiflung auf genau diese Heilkräfte des Wassers. Mehrere Stunden täglich hielt er sein Baby ins Wasser und bewegte es sanft hin und her, ohne zu wissen, dass von verwirbeltem Wasser positive Wirkungen auf unseren Körper ausstrahlen. Das Baby blieb am Leben. Inzwischen bestätigt es auch die Wissenschaft: Wasseranwendungen stärken unser Immunsystem.

Gerade Neugeborene lieben es, sicher gehalten auf Mutters Arm, im warmen Badewasser gewiegt und geschaukelt zu werden. Durch den Wasserwiderstand erhält das Kind dabei eine leichte Massage.

Schonen Sie die zarte Babyhaut

Ein tägliches Bad für Babys ist nicht notwendig und belastet zudem das Säure-Base-Gleichgewicht der Haut. Doch ein- bis zweimal in der Woche ein Badefest macht

Die meisten Babys sind im Wasser in ihrem Element. In dem warmen Nass kann man so herrlich plantschen und entspannen.

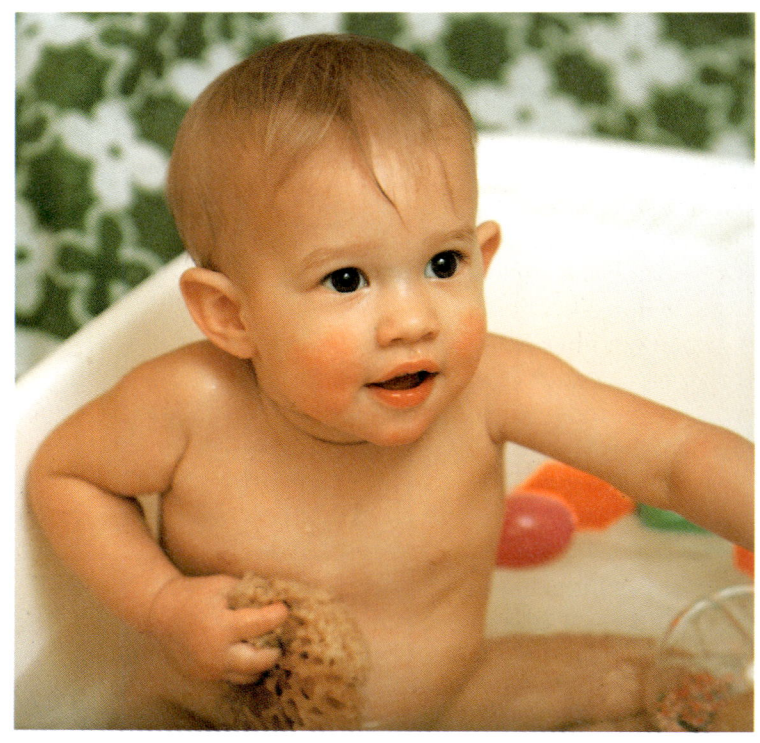

Die Zeiten, als man Babys jeden Tag badete, sind mittlerweile vorbei. Zu häufiges Baden schadet der Haut mehr, als dass es nützt. Ein– bis zweimal die Woche reicht völlig aus.

den meisten Babys Spaß. Probieren Sie aus, ob sich Ihr Baby im Wasser wohl fühlt und sich in den warmen Wellen entspannen kann. Notfalls fangen Sie erst einmal mit einem kleinen Fußbad an. Einen Badezusatz brauchen Sie dazu nicht. Die noch reine Haut Ihres Babys benötigt kein Duschgel oder gründliches Einseifen. Das würde eher die Hautfunktion stören, als dass es von Nutzen wäre. In den ersten Wochen und Monaten genügt häufig schon ein Esslöffel Essig im Badewasser. Das mag in Ihren Ohren vielleicht gar zu puritanisch klingen. Doch es ist alles, was Babys Haut als Säureschutz und zur Unterstützung der Entgiftung braucht. Hier ist, wie so oft und gerade in dem Bemühen um unsere Kinder, das Weniger mehr.

Babymassage statt Medikamenten?

Eine solch liebevolle Mutter-Kind-Verbindung, die sich täglich in zärtlicher Berührung und Achtsamkeit äußert, ist die beste Basis für ein gutes Gedeihen von Körper und Seele. Die Babymassage bewirkt eine wunderbare Entspannung. Sie unterstützt sowohl das körperliche Wachstum Ihres Kindes als auch seine geistige Entwicklung. Sie aktiviert seine Selbstheilungskräfte, in einer Zeit der medizinischen Technologien ein überaus wichtiger Aspekt. Regelmäßig angewandt ist die sanfte Babymassage eine gute Vorbeugung gegen Erkrankungen. Wie bei allen natürlichen Anwendungen sind Ausdauer und ein täglicher Rhythmus Voraussetzung für den Erfolg. Gut zu wissen: Babys lieben Regelmäßigkeit. Das gibt ihnen Sicherheit. Und macht es Ihnen leichter. Benutzen Sie die Massage begleitend für das ganze Leben Ihres Kindes. Besonders in den Entwicklungsphasen, die häufig von Kränkeln, Unleidlichsein und Nervosität begleitet werden, zeigt sich ihr Nutzen.

Eine Massage mit langer Tradition

Die Sitte, Babys am Körper zu tragen, kennen wir aus alten Kulturen. Schon immer waren Indianerinnen und Afrikanerinnen hier vorbildlich. Dass die Babymassage ebenso lange praktiziert wird, ist zumindest bei uns weniger bekannt. Eine traurige Wirklichkeit unserer Zeit ist es, dass wir tatsächlich erst wieder lernen müssen, wie wir uns und unsere Kinder berühren können. In anderen Kulturen dagegen hat und hatte dies von jeher einen anderen Stellenwert. In Indien, Neuguinea, Venezuela, Nigeria und Uganda, auf den Fidschiinseln und auf Bali wird der Körperkontakt in der Eltern-Kind-Beziehung außerordentlich intensiv gepflegt und das Wissen darum von Generation zu Generation weitergegeben.

Die sanfte Babymassage fördert nicht nur die körperliche und psychische Entwicklung, sie aktiviert auch die Selbstheilungskräfte des Babys. Regelmäßig angewandt kann sie deshalb Erkrankungen vorbeugen.

Das Baby immer hautnah dabei

Bei Müttern dieser Kulturen ist das Babytragetuch nicht selten ein Teil ihrer normalen Bekleidung. Völlig selbstverständlich verrichten sie alle Arbeiten, während sie ihr Baby – oft bis weit in das zweite Lebensjahr hinein – hautnah bei sich tragen. Die Babys erleben am Körper ihrer Mutter eine rhythmische, wiegende Massage, die sie hervorragend in ihrer geistigen und körperlichen Entwicklung fördert.

Von anderen Kulturen lernen

In seinem Standardwerk »Sanfte Hände« berichtet Frédérick Leboyer begeistert über die Tradition der Babymassage in Südindien. Noch vor 20 Jahren wurde hier das Wissen über die Massage von den Müttern an die Töchter weitergegeben wie ein gutes Kochrezept. Dabei bekam die Massage ihre ganz individuelle Färbung. In der Regel wurde sie vom ersten bis zum sechsten Lebensmonat angewendet. Eine indische Mutter benutzte im Sommer das leichte Öl der Kokosnuss, im Winter verdünntes Senföl.

Dicht an Mutters Körper geschmiegt, erhält das Baby viele wichtige Impulse, die seine Entwicklung fördern.

In Asien und Afrika wurden die Babys von ihren Müttern schon immer direkt am Körper getragen. So bekamen sie die lebenswichtige Nähe und konnten gleichzeitig die rhythmischen Bewegungen der Mutter genießen.

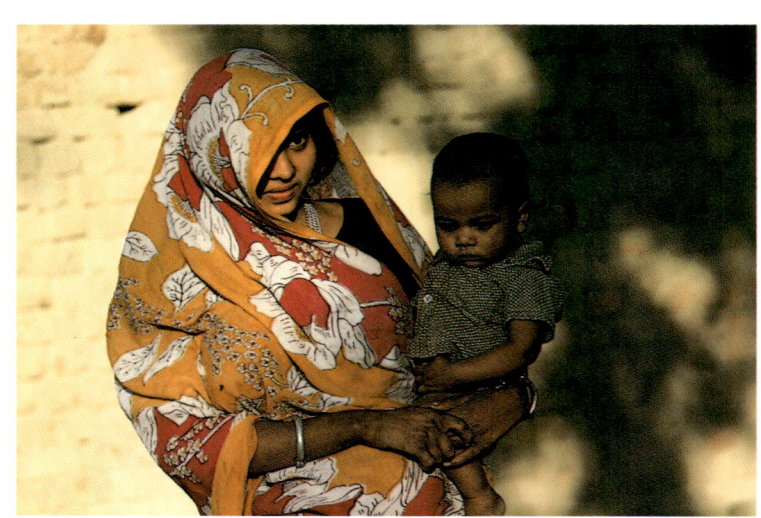

In der indischen Tradition betrachten die Frauen die Massage des Babykörpers als eine heilige Kunst, die die Erneuerung des Lebens beinhaltet.

Altes Wissen gerät in Vergessenheit

Doch auch in Indien hat wie in vielen anderen Ländern die westliche Zivilisation Einzug gehalten, und alte Sitten und Riten geraten zunehmend in Vergessenheit.
Ich hatte unlängst eine junge indische Mutter in einem meiner Kurse. Sie konnte sich nicht erinnern, Babymassage in ihrer Umgebung gesehen zu haben. Sie erzählte jedoch, dass sie ihre ganze Kindheit mit drei Geschwistern und den Eltern zusammen auf einem großen Bettlager geschlafen hatte und sie sich immer »berührt« fühlte.

Auf dem nackten Rücken

In einigen Gebieten Neuguineas tragen die Mütter ihr Baby in einem eigens dafür geknüpften, netzartigen Tragebeutel. In ihm ruht das Neugeborene auf dem nackten Rücken seiner Mutter, die sich den breiten Gurt des Beutels um die Stirn legt.
Eine gewöhnungsbedürftige Methode, jedenfalls für uns. Ab der vierten Woche werden Neuguineas Babys zu besonderen Anlässen und Feiern mit Kokosöl eingerieben und im Rahmen des Festes dann nach allen Regeln der Kunst massiert.

Morgens und abends eine Massage mit Kokosöl

Auch Frauen auf den Fidschiinseln massieren ihre Babys mit Kokosöl. Hier wird nach dem täglichen Bad am Morgen ausgiebig massiert – und meist auch noch abends zum besseren Einschlafen. In heißen Klimazonen wie dieser hat häufiges Baden sicher seine Berechtigung.

Der innige Körperkontakt zwischen Müttern und Kindern gehört bei vielen Völkern, die sich eine natürliche Lebensweise bewahrt haben, zu den Selbstverständlichkeiten ihres Daseins.

Auf Bali werden Neugeborene besonders verehrt

Auf Bali werden Kinder die ersten beiden Jahre aus religiösen Gründen getragen. Die reinen Wesen sollen die unreine Erde nicht berühren.

Auf Bali gilt auch heute noch die Ansicht, ein neugeborenes Kind komme aus dem göttlichen Raum und sei aus diesem Grund heilig.

Das Baby darf nicht die Erde berühren, welche unrein ist, und wird darum von seinen Eltern und Geschwistern bis zum Alter von zwei Jahren getragen. Auch hier hat die Babymassage eine lange Tradition. Mütter beruhigen ihre Babys ausschließlich, indem sie sie streicheln. Der Medizinmann massiert das kranke Baby bei Bauchschmerzen jeder Art mit Kokosöl, welchem er eine zerstampfte rote Zwiebel und Salz beimischt. Nach einer Heilmassage mit diesem angereicherten Öl wird das Baby zunächst nicht gefüttert. Die Mutter wartet die Verdauung ab, bevor sie neue Nahrung gibt.

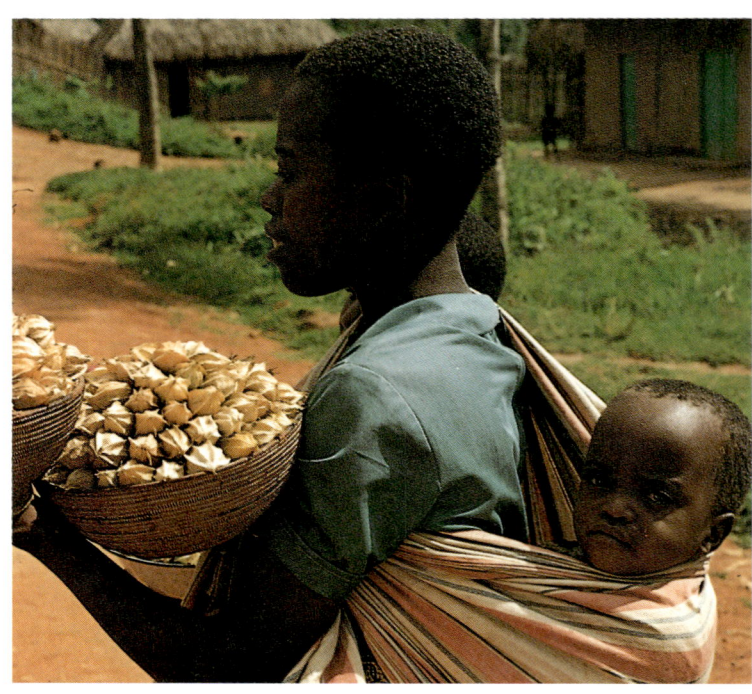

In vielen Ländern Afrikas, wie hier in Zaire, tragen die Frauen ihre Babys in Tüchern am Körper und gehen dabei ihrer Arbeit nach. Den Kleinen scheint das zu gefallen.

Saugen nach Lust und Laune

Die indonesische Mutter trägt ihr Baby in den Kain Pan-jang gewickelt, ein Kleidungsstück aus einem langen Stoffstreifen. Zunächst liegt das Baby vor ihrer Brust, damit es jederzeit saugen kann. Wird es größer und schwerer, schiebt sie es auf die Hüfte. Auch von hier aus kann das Baby noch mühelos die Brust erreichen. Größere Kinder, welche bereits abgestillt sind, bindet sie sich auf den Rücken.

Von Mutter und Großmutter

Aus Nigeria berichtet eine Hebamme: »Nigerianische Babys werden das gesamte erste Lebensjahr massiert. Auch in diesem Land gibt die Mutter die alte Sitte an ihre Töchter weiter, die sie zu einem festen Bestandteil ihrer Babypflege machen. Massiert wird nach dem Bad, welches nigerianische Babys zweimal am Tag, am späten Vormittag und abends, genießen dürfen. Dabei wird das Baby kräftig mit Olivenöl massiert. Die Mutter erwärmt Hände und Öl immer wieder über einem Feuer oder Heizgerät.
Bereits nach sechs Wochen wird das Baby sitzend massiert, um seine Rückenmuskulatur zu stärken. Auch in Nigeria wird das Kind in das Kleidungsstück der Mutter eingebunden, um es auf dem Rücken zu tragen. Vorsorglich knoten hier die Mütter zusätzlich noch einen Schal um den Po des Babys. Nigerianische Mütter haben das große Glück, sich die ersten sechs Wochen nach der Geburt ausschließlich um ihr Baby kümmern zu dürfen. Nach Möglichkeit begeben sie sich dazu ins Haus ihrer eigenen Mutter. Verwandte Frauen, besonders aber die Großmütter, verrichten für sie die täglichen Arbeiten. Ihr Mann ist in dieser Zeit nur gern gesehener Besucher. Kinder aufzuziehen ist eine Frauendomäne.«

Wie gut gehütete Kochrezepte, so geben in vielen Kulturen die Mütter und Großmütter ihr Wissen um die Massage an ihre Töchter weiter. Die Massage ist bei ihnen ein fester Bestandteil der Babypflege.

Erstaunliche Erkenntnisse über ugandische Babys

1956 fand die Forscherin Marcelle Gerber, die dem Zusammenhang zwischen Ernährung und geistiger Entwicklung auf der Spur war, in Uganda die mit Abstand intelligentesten und bestentwickelten Babys. Erstaunlich war, dass ugandische Mütter ihr Kind alleine im Busch zur Welt brachten und sie sich auch in den folgenden Lebensmonaten nicht von ihm entfernten. Unmittelbar nach der Buschgeburt streichelte, massierte und liebkoste die Mutter ihr Kind ausgiebig. Sie trug es vor der Brust, sang ihm die Lieder ihres Stammes vor und schlief mit ihm gemeinsam. Aufgrund der engen Bindung konnte sie jedes seiner Bedürfnisse erkennen und befriedigen. Dass ein solchermaßen umsorgtes Baby kaum schrie und auffallend ruhig und glücklich erschien, trotzdem es vergleichsweise länger wach war, ist leicht nachzuvollziehen.

Babymassage bei den Maori hoch entwickelt

Die Maori, die Ureinwohner Neuseelands, haben sich eine besonders hoch entwickelte, liebevolle Massagetechnik erhalten. Sie wird als wichtig für die Entwicklung des Kindes betrachtet und darum die ersten Lebensjahre regelmäßig angewandt. Vor nicht langer Zeit bedeckten noch Maorifrauen in den ersten Wochen ihre Babys mit »Muka«, welches sie aus dem Innenblatt des Flachses herausschabten. Morgens und abends wurde diese Hülle entfernt, um das Baby zu baden. Auf die gereinigte Haut kam das angewärmte Öl der Titokipflanze, das die Mutter mit sanftem Druck einmassierte. Fußknöcheln und Knien schenkte sie dabei besondere Aufmerksamkeit. Die Gelenke geschmeidig zu halten war vorrangiges Ziel der Massage. Danach bedeckte die Maori ihr Baby erneut mit frischen, warmen Blättern, Pflanzenteilen und Moosen.

Es ist traurig, dass wir erst wieder lernen müssen, wie man berührt und wie man berührt wird. In vielen Kulturen ist das ganz anders. Haut- und Körperkontakt spielen dort in der Mutter-Kind-Beziehung eine herausragende Rolle.

Was wussten noch unsere Urgroßmütter?

Auch in Deutschland gab es eine Tradition der Babymassage, da bin ich sicher. Wenn auch schriftliche Aufzeichnungen darüber so gut wie nicht existieren, Reste davon können Sie überall leicht entdecken. Viele Mütter erinnern sich, wenn ich gezielt danach frage, dass ihre Mütter, aber mehr noch ihre Groß- und Urgroßmütter, die Babys in bestimmten Situationen massiert haben.
Erst kürzlich erzählte mir solch eine »Enkelin«, dass die Uroma ihre Mutter bei dem kleinsten Anzeichen von Krankheit ausgiebig massierte, und zwar »von den Haarspitzen bis zum kleinen Zeh«. Leider konnte sie sich an keine Einzelheiten mehr erinnern, da ihre Mutter bei ihr und der Schwester die Tradition bereits vergessen hatte.
Es ist gut vorstellbar, dass unsere Großmütter und Mütter während zweier Kriege allein für das Überleben der Familie so viel Energie aufbringen mussten, dass sie einfach zu überlastet waren, um solch ein »Luxusgut« wie Massage zu pflegen. Doch wir, die Töchter, sollten uns wieder auf die heilende und nährende Kraft der Berührungen besinnen.

Mit Massage der Säuglingssterblichkeit vorbeugen

In Russland und Weißrussland erfährt die Massage von Babys seit langem eine wissenschaftliche Anerkennung. Schon allein, um der Säuglingssterblichkeit vorzubeugen, praktiziert das Pflegepersonal in den Krankenhäusern und Kinderheimen Massage und Gymnastik für Babys. Sie wollen gezielt die Entstehung von neuen Nervenverbindungen im Zentralnervensystem anregen, was sich förderlich auf die Entwicklung des Babys, besonders des Frühgeborenen, auswirkt. Die Mütter bekommen die praktische Anleitung für die Babymassage gleich in der Klinik.

In der westlichen Welt erfährt die Babymassage verstärkt Anerkennung. Seit wissenschaftliche Untersuchungen deren positiven Auswirkungen auf die Entwicklung von Babys aufgezeigt haben, wird die Massage zunehmend gezielt zur Ergänzung der schulmedizinischen Betreuung eingesetzt.

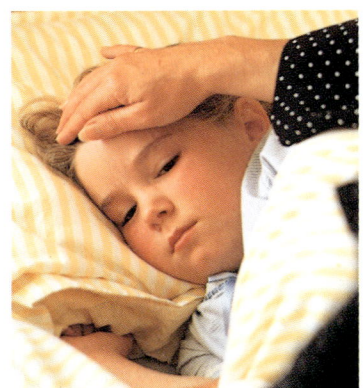

In der natürlichen Geste des Handauflegens liegt große Energie.

Nicht nur besonders befähigte Menschen, sondern jeder von uns kann seine Lebensenergie zum Fließen bringen und dadurch seinen Mitmenschen Kraft und Mut geben.

Polarity – mit den Händen heilen

Eine ganz und gar einfache Form des Heilens ist das Halten und Handauflegen. In dieser natürlichen Geste liegt große Kraft und Wirksamkeit. Polarity (Energieausgleich durch Polarität) zu erklären ist so, wie einem Blinden von den Farben des Regenbogens zu erzählen. Er wird nicht mehr als eine Ahnung davon bekommen. In kritischen Phasen, immer dann, wenn wir nichts anderes mehr tun können, wenden wir wie selbstverständlich diese Form des Handauflegens und Heilens an. Sie schauen am besten Müttern von kranken Kindern zu oder beobachten Menschen, die Alte, Kranke und Sterbende betreuen; immer sehen Sie bei ihnen auch diese Geste. Wir alle halten instinktiv die Hand oder den Arm unserer Kranken, legen die Hand auf ihre Stirn und umfassen ihre Füße, weil wir ahnen, dass wir sie damit beruhigen, trösten, dass wir ihre Schmerzen lindern oder ihre Angst nehmen können. Was liegt also näher, als diese Geste gezielt einzusetzen?

Die eigene Heilkraft nutzen

Es wird für Sie als Mutter Momente geben, in denen diese intensive Berührung das Mitfühlendste ist, was Sie ihrem Kind geben können. Sein Körper mag vielleicht zu empfindlich oder durch hohes Fieber geschwächt sein, als dass Sie etwas anderes als diese leichte Berührung anwenden können. Haben Sie dabei keine Bedenken, Polarity schadet niemals. Auch nicht dem kleinsten oder todkranken Baby. Zu wissen, da ist etwas, das ich geben kann, etwas, das durch meine Hände fließt und die Gesundheit meines Kindes fördert, ist ein großes Glück. Ihre anfängliche Skepsis mag berechtigt sein. Vielleicht glauben auch Sie wie ich damals, dass über solche Kräfte nur besonders befähigte Menschen verfügen. Doch wenn Sie erst einmal damit zu arbeiten beginnen, werden auch Sie bald gute Ergebnisse bemerken, und Ihr Vertrauen in die Methode wächst von Mal zu Mal.

Liebe setzt enorme Energie frei

Wir alle haben die Kraft, durch das Wissen um Energie Menschen in ihrem Heilungsprozess zu unterstützen. Mit Liebe verstärkt sich diese Kraft um ein Vielfaches. Von einem natürlichen, spontanen Handauflegen unterscheidet sich die Polarity-Methode dadurch, dass sie mit speziellen Körperteilen arbeitet. Kopf, Brust, Bauch, Rücken und Füße eignen sich besonders gut zum Aufnehmen und Weiterleiten der Energien. Diese Körperbereiche bezeichnen wir als Pole. Jeweils zwei Pole ziehen sich an. Die Berührung zweier gegensätzlich geladener Pole ist vom energetischen Standpunkt her optimal. Die Folge ist eine tiefe, heilende Entspannung.

Das innere Gleichgewicht wiederherstellen

Wie Sonne und Erde haben auch wir und alles, was aufrecht steht, einen Nord- und einen Südpol. Dabei ist die Spitze immer positiv geladen, die Basis dagegen negativ. Die rechte Seite ist die positive, die linke Seite die negative. Bringen Sie nun die gegensätzlichen Pole zusammen, so entsteht zwischen ihnen eine Anziehungskraft. Die Energie fließt an Kraftlinien entlang durch unseren gesamten Körper. Sie hält die natürliche Polarität aufrecht. Sind an einer oder mehreren Stellen Blockaden entstanden, kommt es zu einem Ungleichgewicht, das Sie mit

Das Prinzip der elektromagnetischen Anziehung finden wir nicht nur in unserem Körper, sondern in der gesamten Natur. Es bewirkt die Freisetzung von Energie, die das Leben unterstützt.

67

Polarity behandeln können: Sie bringen Ihre rechte Hand, die positiv (+) ist, mit Ihrer linken Körperhälfte (-) und anschließend Ihre linke Hand (-) mit der rechten Körperhälfte (+) zusammen, oder, wie in den folgenden Abbildungen, den Kopf (Spitze) Ihres Kindes mit seinen Füßen (Basis). So laden Sie einen Menschen wieder mit Lebensenergie auf.

Eine tiefe Entspannung

Was ist passiert? Wenn das elektromagnetische Feld ausgeglichen ist, entspannen unsere Nerven. Die Nerven haben die Kontrolle über die Muskulatur, und diese hat sie über unsere Knochen. Eine umfassende Entspannung tritt ein, und das ist auch der Grund, warum nach einer Polarity-Behandlung die Knochen wieder in die richtige Lage zurückgebracht sind. Kinder schlafen danach nicht selten tief und lange, denn sie sind grundsätzlich sensibler und offener für den Fluss der Lebensenergie. Bei einem gesunden Kind können Sie die Behandlung wunderbar in das Einschlafritual einbauen. Kinder lieben Polarity.

Blockaden, die das Fließen der körpereigenen Energie verhindern, können mit Polarity gelöst werden.

Werden positiv und negativ geladene Körperteile zusammengebracht, wird das innere Kräftegleichgewicht wiederhergestellt.
Das führt dazu, dass Kinder nach einer Polarity-Behandlung entspannter und ausgeglichener sind. Am Abend fördert Polarity einen gesunden, erholsamen Schlaf.

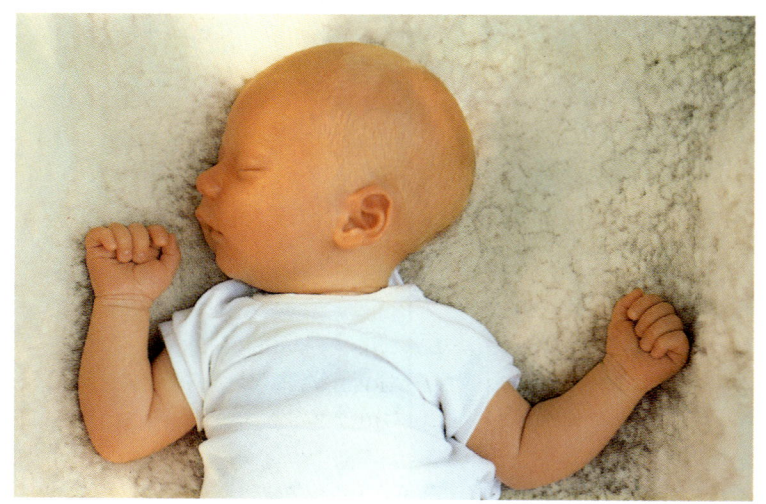

Die Lebensenergie zum Fließen bringen

Die Polarity-Behandlung können Sie leicht lernen. Sie ist sicher, effektiv und macht obendrein noch Spaß. Jeder kann sie anwenden. Ihr Einfühlungsvermögen, Ihre Liebe und Ihr Wunsch zu helfen sind Ihre Befähigung. Wichtig ist, dass Sie sich der Verbindung zwischen Ihnen und dem Körper Ihres Kindes bewusst sind. Die Lebenskräfte, die in jedem Augenblick ganz natürlich durch Ihre Hände strömen, vermögen die gestörte Energie Ihres Kindes wieder zum Fließen zu bringen. Und nur, wenn sie frei fließen kann, fühlt es sich gesund, ruhig, glücklich.

Das uralte Wissen um die Lebensenergie

Wir nennen sie Lebensenergie, die Kraft, die in einem unsichtbaren Kreislauf durch unseren Körper strömt und dabei jede einzelne Zelle an ihrem Weg auflädt. Sie ist keine Erfindung unserer Zeit. Die chinesische Medizin nennt sie »Chi« oder »Ki« (T'ai Chi), die Alchimisten schrieben vom »vitalen Fluss«, Paracelsus von »Numia«, Hippokrates kannte die »Lebenskraft der Natur«, und Christus sprach vom »Licht«. Heute ist »Bioenergie« ein Begriff, mit dem die meisten etwas anfangen können. Sehen Sie sich Verliebte oder auch Mütter unmittelbar nach der Geburt an; sie versprühen eine Energie und ein Glück, das uns anderen tief berührt. Es ist ihre Lebenskraft, die vital und für alle sichtbar fließt.

Blockaden machen krank

Doch auch das Gegenteil kennen sie. Eine blockierte Lebenskraft macht matt, freudlos, lässt alles anstrengend und zu viel werden. Solche Blockaden sind der Beginn jeder Krankheit. Unsere Lebensenergie kann durch vielfältige Ursachen blockiert werden. Stress und eine nicht

Sie haben doch sicher auch schon Zeiten in Ihrem Leben gehabt, in denen Sie förmlich gespürt haben, wie Ihre Energie vor Glück überschäumt. Die Energie tragen Sie immer in sich, Sie müssen sie nur aktivieren.

69

angemessene Lebensweise sind zwei der verbreitetsten. Im Sinne der Gesundheitsvorsorge sollte es unser Ziel sein, den Strom unserer Lebenskraft am Fließen zu halten. Wie die Akupunktur mit Hilfe von Nadeln blockierte Energie stimulieren und in Fluss bringen kann, so vermag Polarity mit Hilfe der Hände Energie durch unseren Körper zu schicken. Die gestauten Punkte beginnen sich zu öffnen. Der Energiekreislauf wird wiederhergestellt. Für ein Baby ist es die schmerzloseste und schönste Methode, »ins Fließen« zu kommen.

Wann kann ich Polarity einsetzen?

Permanente Überlastung und eine ungesunde Lebensweise können die Lebenskraft blockieren. Diese Blockaden machen den Körper anfällig für Krankheiten.

Die Polarity-Methode muss nicht auf bloßer Haut angewendet werden, was sie jederzeit einsetzbar macht; z. B. auch bei hohem Fieber oder Bewusstlosigkeit. Hier wäre jede zusätzliche Anstrengung verboten. Doch den Scheitel Ihres Kindes und seine Brust oder Fußsohle zu berühren ist fast immer möglich.

Ich probierte Polarity zum ersten Mal an einem Baby aus, als ein befreundeter Kinderarzt mich bat, einer ängstlichen Mutter etwas »an die Hand« zu geben, damit sie den allergischen Erstickungsanfällen ihres Babys nicht so entsetzlich hilflos ausgeliefert sei. Die ganze Autofahrt lang zerbrach ich mir den Kopf darüber, was der Arzt damit gemeint haben könnte. Als ich das apathische Baby in seinem Bettchen liegen sah, geschah es fast von selbst. Ich berührte ganz vorsichtig mit den Fingerspitzen seinen Kopf, es sollte vor mir nicht erschrecken, und die Finger der anderen Hand legte ich gegen seine Fußsohle. Nach etwas zehn Minuten begann sich das Kind zu entspannen. Sein Atem ging leichter, und das qualvolle Pfeifen aus seinen Bronchien, das Ringen um Luft verschwand. Nach weiteren zehn Minuten war das Baby eingeschlafen. Die Mutter weinte vor Erleichterung und vermutete bei mir außergewöhnliche Kräfte. Doch ich hatte nur die Gesetze der Polarität angewandt. Noch am selben Abend zeigte ich ihr die wichtigsten Polarity-Griffe, die sie von da an regelmäßig ausführte. Seit diesem Tag bin ich selbst eine überzeugte Anwenderin der alten, fast vergessenen Polarity-Methode. Ich halte sie gerade für junge Mütter so wertvoll, weil sie ohne Aufwand und Kosten einzusetzen ist.

Polarity erfordert Ruhe und volle Konzentration

Wie bei allen in diesem Buch beschriebenen Arten von Körperkontakt gilt auch bei einer Polarity-Behandlung: Seien Sie mit Ihren Gedanken ganz in der Gegenwart Ihres Babys oder des Menschen, den Sie berühren! Nehmen Sie bewusst seinen Körper wahr, und achten Sie auf die Energie, die aus Ihren Händen strömt. Das mag Ihnen ungewohnt sein, doch jeder menschliche Körper strahlt Energie ab. Dieses Energiefeld rund um unseren Körper wird auch Aura genannt. In unseren Handflächen konzentriert sich ein regelrechtes Kraftfeld, welches mit modernen Techniken als Farbe und Licht fotografisch dargestellt werden kann.

Polarity können Sie theoretisch immer und überall anwenden. Wichtig ist nur, dass Sie sich ganz auf Ihr Kind konzentrieren und ihm Ihre ungeteilte Aufmerksamkeit schenken.

Kranke und frühgeborene Babys bedürfen besonderer Zuneigung. Vorsichtiges, zärtliches Berühren macht sie ruhiger. Herztöne und Atmung werden gleichmäßiger. Sollten Sie das Kind nicht berühren können, so richten Sie in Gedanken Ihre ganze Energie auf das Kind.

71

Erinnern Sie sich an die alten Bilder von Heiligen, die in der Kindheit so faszinierend waren? Über ihrem Haupt und oft auch um die segnenden Hände ist eindrucksvoll ein Lichtfeld aus Energie gemalt. Licht und Farbe haben verblüffende Ähnlichkeit mit den heutigen Aurafotografien. Hier wurde das alte Wissen der Menschen von den Energien und Schwingungen, die in uns allen vorhanden sind, weitergegeben.

Wählen Sie wieder einen ruhigen Platz. Wenn dies in akuten Situationen oder im Krankenhaus nicht möglich ist, versuchen Sie auszuschalten, was um Sie herum geschieht. Vermeiden Sie Gespräche mit einer dritten Person, während sie behandeln. Auch wenn Ihr Baby vielleicht bewusstlos ist oder in Narkose liegt, braucht es Ihre ungeteilte Aufmerksamkeit.

Nutzen Sie Ihre Ausstrahlung

So wie Ihr Blick und Ihre Stimme Gefühle ausstrahlen, so übermitteln auch Ihre Hände Gedanken und Emotionen. Seien Sie sich dessen bewusst. Wenn Sie mit Ihrer Liebe und dem Wunsch, Ihrem Kind zu geben, was Sie vermögen, beginnen, dann wird Ihre Behandlung gut und hilfreich sein.

Die starke Liebe zu Ihrem Kind und der Wunsch, ihm zu helfen, geben Ihnen die Befähigung, die gestörte Energie des Kindes wieder zum Fließen zu bringen.

So stimmen Sie sich ein

● Sorgen Sie immer gut für sich. Eine angestrengte Therapeutin kann schlecht Entspannung bringen. Sie sollten bequem sitzen oder stehen. Wenn Ihr Rücken oder die Arme anfangen, weh zu tun, legen Sie eine Pause ein und machen dann weiter.

● Als Vorbereitung für Sie selbst und um innerlich ruhig zu werden, atmen Sie ein paar Mal tief ein und aus. Behandeln Sie Ihr größeres Kind oder Ihren Mann, Eltern oder

Freunde, so bitten Sie auch diese, ruhig und tief durchzuatmen. Damit leiten sie das Loslassen bewusst ein.

● Damit Sie selbst ein Gespür für die Kraft in Ihren Händen bekommen, reiben Sie erst einmal eine Minute lang
beide Handinnenflächen kräftig aneinander. Dann bewegen Sie sie ein kleines Stück weit auseinander und wieder zusammen. Spielen Sie mit der Luft zwischen Ihren
Händen. Es geht darum zu fühlen, wo die Energie am
stärksten ist. Das kann in einem Abstand von einem oder
auch von 15 Zentimetern sein. Sie stellen sich am besten
eine federleichte Kugel vor, die Sie zwischen Ihren Handflächen hin- und herschieben, die Sie zusammenpressen
und auseinander ziehen können. Sicher spüren Sie die
»Kugel« bald als Wärmeball, als Kribbeln oder Vibrie-
ren. Entspannt gelingt es am besten.

● Nun legen sie Ihre sensibilisierten Hände sanft und
langsam auf die gewählte Körperstelle Ihres Babys. Dort
lassen Sie sie mehrere Minuten ruhen. Mit dieser Art der
Berührung können Sie so lange verweilen, wie Sie möch-
ten. Wie es Ihnen und Ihrem Baby gut tut.

● Danach lösen Sie die Hände langsam wieder und verweilen noch einen Moment über der Stelle. Stellen Sie
sich vor, der Körper Ihres Babys sei eine flaumige Feder,
die bei plötzlicher Bewegung wegfliegen könnte.

● Schauen Sie Ihr Baby während der gesamten Polarity-
Behandlung an. So können Sie seine Verfassung, seine
Atmung, seine Signale wahrnehmen und sind ganz mit
ihm verbunden.

● Arbeiten Sie immer mit beiden Händen und praktisch
ohne Druck.

● Ist es nicht möglich, den Körper Ihres Kindes direkt zu
berühren, weil Verbrennungen, ein Gipsverband oder
Operationswunden es verbieten, so können Sie Ihre Hände ebenso gut zwei, drei Zentimeter darüber halten. Das
wäre auch der Fall, wenn Ihr Baby durch medizinische
Apparate schwer erreichbar ist.

Am Anfang mag Ihnen alles noch etwas fremd vorkommen, doch je öfter Sie die Polarity-Behandlung einsetzen, desto bewusster und intensiver werden Sie Ihre Kraft wahrnehmen.

● Wenn überhaupt kein Kontakt zu Ihrem Kind möglich ist, vertrauen Sie darauf, dass Sie allein durch Ihre Nähe mit ihm verbunden sind. Sie richten Ihre Sinne, Ihren Willen und all Ihre Energie auf Ihr krankes oder durch einen anderen Umstand von Ihnen getrenntes Baby, um ihm damit Hilfe und Beistand zu geben. Es wird auf einer anderen Ebene als der körperlichen Ihre Liebe und Zuwendung spüren. Auf diese Weise wird Ihr Kind sich weniger einsam und elend fühlen – und Sie ebenso.

Polarity nach oder statt der Babymassage

Natürlich muss Ihr Baby nicht erst todkrank werden, bevor Sie es mit Polarity behandeln. Sie können die Griffe ohne weiteres im Anschluss an die sanfte Babymassage anwenden oder die Babymassage auch einmal durch Polarity ersetzen. Und wie bei der Massage profitieren auch Sie wieder davon. Sie werden sich danach ruhiger, entspannter, energiegeladener fühlen. Was kann Ihnen in diesen kräftezehrenden Zeiten nach der Geburt Besseres geschehen? Wagen Sie einen Versuch und überzeugen sich selbst. Je öfter Sie eine Polarity-Behandlung geben, umso bewusster werden Sie Ihre Energien einsetzen können.

Ehrgeiz ist hier fehl am Platz

Versuchen Sie vor Begeisterung nun nicht, wie ein kleines Kernkraftwerk zu arbeiten. Gerade auf dieser feinen Ebene ist der Wunsch nach schnellen, sichtbaren Resultaten unangebracht, wenn auch verständlich. Er würde Ihrer Ruhe und Gelassenheit im Wege stehen. Lebensenergie will fließen, das ist ihr Prinzip. Sie kann nicht erzwungen werden. Erwarten Sie bitte keine sofortigen Ergebnisse. Viele Blockaden bestehen schon länger und haben sich verfestigt oder sind chronisch geworden. Nur mit Geduld und Regelmäßigkeit werden Sie Erfolg haben.

Natürlich dürfen Sie von der Polarity-Behandlung nicht erwarten, dass sich der Gesamtzustand Ihres Babys von heute auf morgen grundlegend ändert. Polarity braucht Zeit und Geduld.

Die acht klassischen Polarity-Griffe

Kopf und Brust

Atmen Sie durch, und legen Sie dann entspannt Ihre linke Hand auf den Kopf und die rechte auf den Rücken des Babys. Halten Sie diese Stellung, solange sich Ihr Baby wohl fühlt.

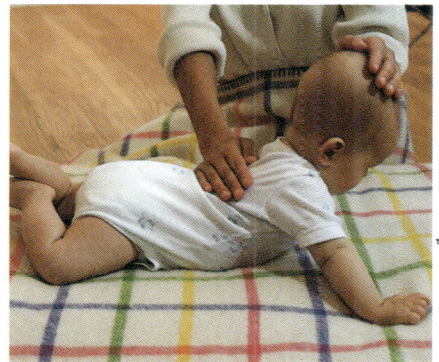

Kopf und Kreuz

Versuchen Sie von neuem zu entspannen, und legen Sie dann die rechte Hand vom Rücken auf das Kreuz Ihres Babys. Die andere Hand hält weiterhin den Scheitel.

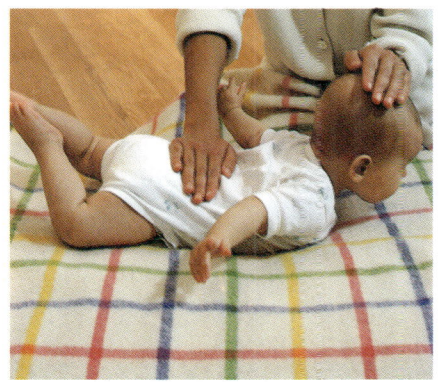

Wenn das Baby sich streckt oder bewegt, hat das keinerlei schmälernden Einfluss auf die Wirkung der Übung. Bemerken Sie bei diesen ungewohnten Haltungen eine Erschöpfung in Ihren Armen, hilft es, wenn Sie vom Sitzen zum Stehen wechseln – oder umgekehrt.

Kopf und Po

Denken Sie daran, sich selbst wieder zu entspannen. Nun rückt Ihre rechte Hand über den Kreuzbereich tiefer zum Po, während Sie mit der anderen Hand weiter den Scheitel halten.

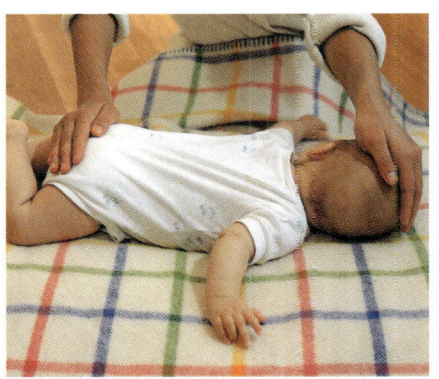

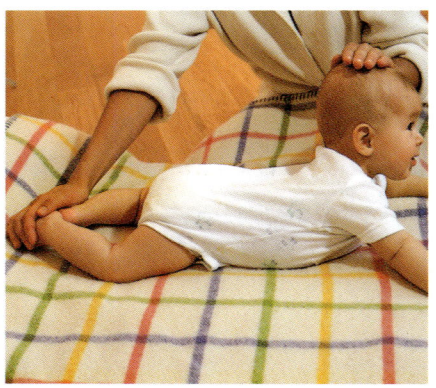

Kopf und Füße

Nun spannen Sie den Energiebogen vom Kopf bis zu den Füßen. Greifen Sie mit Ihrer rechten Hand die Füßchen und halten ihn in dieser Stellung so lange, wie Sie wünschen und entspannt bleiben.

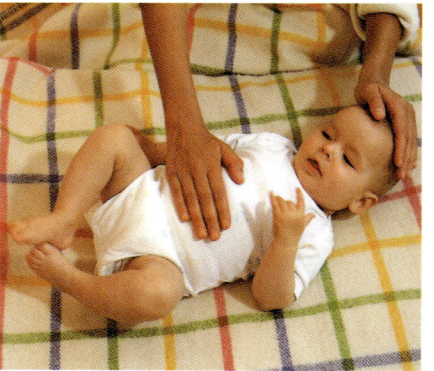

Kopf und Bauch

Sie lockern Ihre Arme und Beine, schütteln und reiben sie einmal kräftig. Dann atmen Sie ein paar Mal tief ein. Legen Sie nun die linke Hand auf Babys Kopf, die andere leicht auf seinen Bauch.

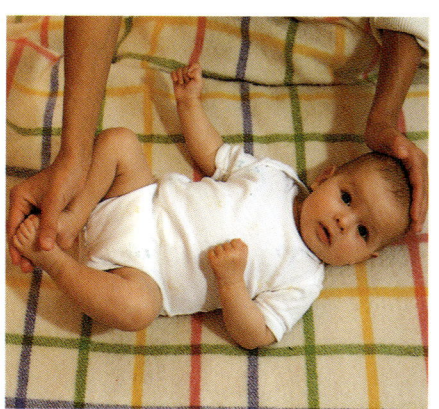

Scheitel und Füße

Dazu ruhen Ihre Hände sowohl auf Babys Scheitel als auch auf seinen Fußsohlen. Halten Sie diesen Energiebogen ein, zwei Minuten bis zu einer halben Stunde, bevor Sie die Hände langsam lösen.

Ist Ihr Baby krank oder operiert, oder haben Sie aus anderen Gründen Bedenken, den Körper zu berühren, so können Sie Ihre Hände genauso wirkungsvoll in einem Abstand von wenigen Zentimetern über die entsprechenden Körperstellen halten.

Die Wiege – ideal zur Einstimmung

Die Wiege ist eine schöne, beruhigende Übung für den Anfang. Sie reiben ihre Hände aneinander und umfassen damit den Kopf Ihres Babys. Lassen Sie dann beide Hände hinter den Ohren den Hals hinuntergleiten. Die Daumen bleiben an den Ohren. Sanft wiegen Sie jetzt Babys Kopf in einer leichten Bewegung hin und her. Behalten sie diese Stellung so lange bei, wie Sie wünschen. Ein paar Minuten oder auch eine halbe Stunde, vertrauen Sie ganz Ihrer Intuition.

Zum Abschluss die Bauchschaukel

Ihr Baby liegt jetzt auf Ihrem Schoß oder auf dem Wickeltisch/Bettchen auf dem Rücken. Sie befinden sich auf seiner rechten Seite. Reiben Sie kräftig Ihre Hände, und legen Sie die linke Hand auf Babys Stirn und die rechte auf seinen Bauch, genau unter seinen Nabel. Nun schaukeln Sie Ihr Baby einige Minuten lang sanft, aber gleichmäßig hin und her. Die rechte Hand über dem Bauch sollte nicht wegrutschen. Wenn Hand und Körper sich gemeinsam in einem Rhythmus bewegen, ist es gut. Notfalls die Rechte etwas tiefer in den weichen Bauch drücken, so bekommen Sie etwas mehr Halt. Hat Ihr Baby jedoch eine Operationswunde oder Bauchverletzung, dann verbietet sich das Eindrücken natürlich. Vielleicht halten Sie es in solch einem Ausnahmefall an den Hüftknochen oder Oberschenkeln, um die Bauchschaukel ausführen zu können. Sie ist gerade für kranke Babys/Kinder so beruhigend und heilsam. Wollen Sie die Behandlung beenden, so tun Sie dies ganz allmählich, indem Sie »ausschaukeln«. Nun halten Sie Ihre Hände noch ein paar Sekunden nahe über den Körper Ihres Babys. Vielleicht spüren Sie sogar seine Energie als Wärme oder »Watte« dabei. Die Bauchschaukel ist auch eine schöne Übung für das Einschlafritual.

Was die Dauer der einzelnen Stellungen betrifft, so orientieren Sie sich ganz an Ihrem Baby und an Ihrem eigenen Wohlbefinden. Ein bis zwei Minuten sollten es schon sein. Die Energiebögen können aber auch bis zu einer halben Stunde gehalten werden.

Neue Energie für überlastete Eltern

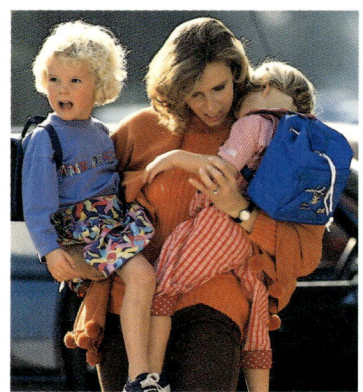

Mütter haben stets alle Hände voll zu tun.

Unseren Babys wird während und besonders nach der Geburt eine zunehmend bessere medizinische Betreuung und Beachtung zuteil. Es gibt z. B. eine Vielzahl von technischen Geräten und Untersuchungsmethoden, die das Leben unserer ungeborenen Kinder sichern. Uns Müttern ist keine Anstrengung, kein Verzicht zu groß, dieses kostbare, werdende Leben nach besten Kräften zu unterstützen. Das Baby ist die Hauptperson für Ärzte und Hebammen sowie für Freunde und Verwandte, die selbstverständlich Anteil nehmen. Das ist gut und notwendig, und wir wünschen es auch. Manchmal beschleicht mich dabei jedoch das ungute Gefühl, dass der Mutter dabei lediglich eine Statistenrolle zukommt, nach dem Motto: Sie wird das Kind schon schaukeln. Schließlich ist das Gebären ihre Bestimmung.

An der Grenze der Belastbarkeit

In den ersten Wochen nach der Geburt sind Mütter oft Tag und Nacht im Einsatz. Das zehrt an den letzten Kraftreserven.

Als mir eine Mutter nach einem Kurs fast schuldbewusst und so, dass es niemand mithören konnte, von dem »Wunder« ihres Babys erzählte, da sah ich in ihren Tränen nicht nur Glück, es war viel durchlebte Angst, Verzweiflung und an die Grenzen gehende Anstrengung darin. Da ihr Mann zeugungsunfähig war, hatte sie sich, um schwanger zu werden, sieben Jahre lang schmerzhaften und mühevollen Untersuchungen und fünf künstlichen Befruchtungen unterzogen. Nicht nur, dass sie immer mit der Angst eines Fehlschlags dieses »Experiments«, einer Fehlgeburt oder einer genetischen Schädigung ihres Kindes rechnen musste, denn nur jedes zehnte im Reagenzglas gezeugte Kind kommt gesund zur Welt. Sie nahm starke Medikamente zu sich, lag immer wieder im Krankenhaus, und zum Zeitpunkt des Eisprungs fuhr sie täglich eine Strecke von 100 Kilometern zur künstlichen Befruchtung. Das alles, ohne darüber zu sprechen und neben ihrer Arbeit. Der kleine Johann war wirklich ein Wunder, gesund und hellwach. Aber auch seine Mutter hatte ein Wunder an Durchhaltevermögen, Mut und Vertrauen in das Leben vollbracht. »Es gibt Frauen, die weit Schlimmeres für eine geglückte Befruchtung auf sich nehmen«, sagte Johanns Mutter nur.

Und wer kümmert sich um die Mutter?

Täglich sehe ich Mütter, denen der Schock im Gesicht geschrieben steht – über ihre schwere Schwangerschaft, über die Geburt, die plötzlich eine andere Wendung nahm, einen Kaiserschnitt oder auch die lieblose Behandlung durch Ärzte, Hebammen und Schwestern. Wer heilt das Geburtstrauma der Mütter? Ich selbst durchlebte bei allen drei Geburten Augenblicke, in denen ich vor Schmerz aus dem Fenster springen oder wenigstens wie ein verwundetes Tier brüllen wollte. Ich habe tapfer geschwiegen, denn die Hebamme reagierte recht barsch auf meine »Empfindlichkeit«, schließlich sei Gebären seit Menschengedenken das Natürlichste der Welt. Doch jedesmal war ich dem Tod ganz nahe. Und wie mir ging und geht es allen Müttern. Unsere Babys werden nach bestem Wissen und unter Ausschöpfung aller vorhandenen Möglichkeiten von uns und anderen versorgt. Wer aber sorgt in dieser Zeit für uns, die wir dringend neue Kraft schöpfen müssen und deren knappe Reserven durch Stillen und einen 24-Stunden-Tag aufgebraucht werden?

Besonders wenn Schwangerschaft und Geburt nicht so reibungslos verlaufen sind, wie sie sich es erhofft hatten, brauchen Mütter viel Ruhe und Zuwendung, um die schmerzvollen Erinnerungen zu verarbeiten.

79

Eigene Bedürfnisse nicht vernachlässigen

»Eine Mutter, die sich seelisch und körperlich wohl fühlt, ist der beste Garant für eine gesunde Entwicklung eines Babys.« Dieser Satz aus einem schlauen Buch hat mich nach der Geburt meiner Kinder jahrelang verfolgt. Ich musste mich seelisch und körperlich wohl fühlen, sonst würden sie Schaden nehmen. Mit dieser Schuld hätte ich nicht leben können. Aber wie um Himmels willen konnte ich in meinem täglichen Tohuwabohu zu dieser inneren Harmonie gelangen? Es gab wenig Bewusstsein und noch weniger Hilfe für mein Problem. Heute weiß ich, wir Mütter müssen in erster Linie selbst etwas für unser Wohlbefinden tun. Das kann uns niemand abnehmen.

Notfalls über den eigenen Schatten springen

Wenn es Ihnen schon immmer leicht fiel, ihre eigenen Wünsche und Bedürfnisse wahrzunehmen und zu realisieren, dann sollten Sie es besonders jetzt mit einem Kind unbedingt weiter tun. Es wäre gut und hilfreich, wenn Sie andere Mütter an Ihrer Erfahrung teilnehmen ließen oder Ihnen diesbezüglich einen Anstoß gäben. Die Mehrzahl der Frauen ist konditioniert auf die Bedürfnisbefriedigung anderer Menschen. Sie hat es nie wirklich gelernt, auf sich zu achten. Da wir unsere Kinder in der Regel aber 20 Jahre versorgen müssen, und Mann, Eltern, Tiere oft noch dazu, brauchen wir wirklich gute Kraftreserven.

Womit Sie neue Kräfte tanken können

Überlegen Sie sich in einer ruhigen Stunde, was Ihnen ganz persönlich gut tun würde. Wonach Sie sich spontan sehnen. Was fällt Ihnen dazu als Erstes ein? In einer Badewanne voll duftendem Schaum liegen, mit Musik und Naschereien, zum Abschluss eine Rückenrubbelbehand-

Viele Mütter sind so sehr damit beschäftigt, die Bedürfnisse ihrer Familie zu erfüllen, dass sie ihre eigenen Aktivitäten und Wünsche dabei völlig vernachlässigen. Das kann auf Dauer nicht gut gehen.

lung? Oder eine Verwöhnmassage von der besten Freundin? Ein Kinobesuch, essen gehen, Konzert und Oper? Eine Mutter erzählte, dass für sie das Leben erst wieder begann, als sie zum Training in ihre Damenfußballmannschaft zurückkehren konnte. Der Preis des Abstillens war ihr nicht zu hoch dafür. Ich denke es ist in Ordnung, wenn ich mich für meine eigene Zufriedenheit und damit eine Kraftquelle entscheide, von der ja mein Baby am meisten profitiert. Und niemand, auch nicht meine Mutter/Schwiegermutter, hat das Recht, mich diesbezüglich einem Diktat unterordnen zu wollen, weil eine Mutter das angeblich nicht tut. Eine andere Mutter stand abends mit ihrem schreienden Baby schon an der Tür, um es dem Vater in den Arm zu drücken. Sie fuhr in das nächste Sonnenstudio, nicht um braun zu werden, sondern, um sich unter der warmen, schützenden UV-Strahlenhülle wie in einer Gebärmutter zu fühlen.

Haben Sie kein schlechtes Gewissen, wenn Sie Ihr Baby manchmal abgeben, um mal so richtig Zeit für sich zu haben. Von Ihrer Zufriedenheit profitiert es ja schließlich auch.

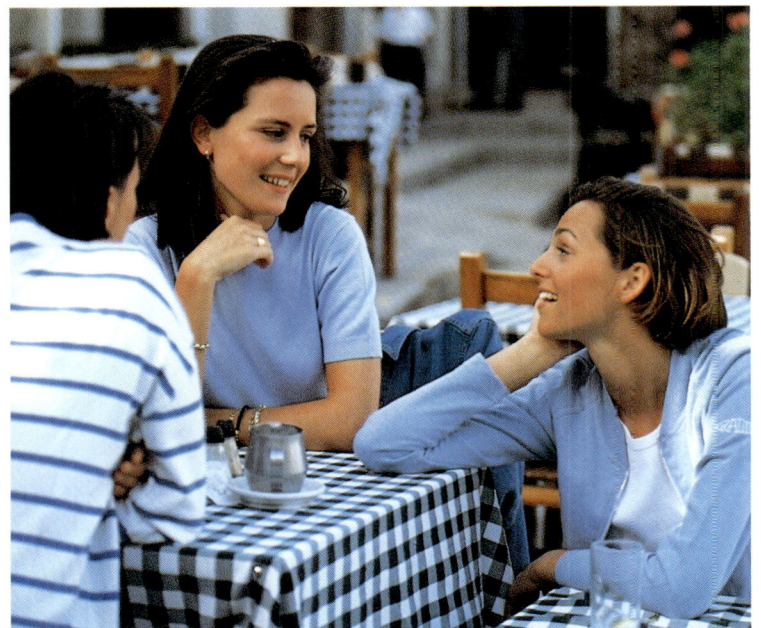

Einfach mal gemütlich mit den Freundinnen im Café zu sitzen, ohne ständig darauf achten zu müssen, was der Kleine denn nun schon wieder anstellt. Welche Mutter wünscht sich das nicht?

81

Sie sollten schauen, wie weit und wie lange Sie sich von Ihrem Baby trennen können. Wo Ihre persönliche Grenze ist. Am Anfang fällt es vielen Müttern unsagbar schwer, sich auch nur für eine Stunde von ihrem Kind zu entfernen. Aber bereits eine Stunde freie Zeit kann Ihre verbrauchten Energiereserven wieder aufladen. Wenn Sie sich sicherer fühlen, verlängern Sie den Zeitraum ganz von allein. Es steht Ihnen zu, sich selbst zu verwöhnen. Integrieren Sie freie Zeit in Ihren Tages- und Wochenplan.

Weniger ist oft mehr

Das Gefühl, nie genug Zeit zu haben, gehört heute zu unserem Leben. Selbst Kindergartenkinder höre ich zu ihren Freunden sagen: »Montags und donnerstags habe ich leider keine Zeit, mit dir zu spielen.« Das plappern sie nicht ohne Stolz, denn Mama und Papa sagen diesen bedeutungsvollen Satz schließlich auch immerzu. Seltsamerweise scheinen wir Erwachsenen zu glauben, ein voller Terminplaner bedeute ein ausgefülltes, glückliches Leben, dem wir nur »entgegeneilen« müssen. Geschäftige, gehetzte Menschen werden in unserer Gesellschaft als erfolgreich angesehen. Dabei beklagen wir alle diese Entwicklung und fühlen uns mehr oder weniger von ihren Auswirkungen krank gemacht.

Die eigenen Kräfte bündeln

Wir haben gute Vorsätze und ein noch besseres Wissen davon, was uns gut tut. »Unsere Zeit – das sind wir«, schrieb C.G. Jung und meinte damit: Wir sind die Macher unserer Zeit. Im Inneren, in unseren verborgenen Quellen finden wir Ruhe und Kraft. Von innen her können wir auf die äußeren, schwierigen Umstände wirken und sie beeinflussen. Alles, was Ihnen Kraft und Ihren inneren

Überlegen Sie einmal, wonach Sie sich spontan sehnen. Vielleicht ist es für Sie ein Stadtbummel, ein Friseurbesuch, ein Besuch bei Ihrer Mutter, Zeit zum Lesen, Reden, für Hobbys oder einfach Schlafen.

Frieden nimmt, sollten Sie meiden oder abzustellen versuchen. Was hindert Sie daran, sich mit Dingen und Menschen zu umgeben, die Sie glücklich machen und weiterbringen? Die Ihre Kreativität, Ihre Kraft und Ihr Selbstvertrauen stärken und Sie mutiger werden lassen. Damit Sie wiederum andere inspirieren, berühren und ermutigen können. Unsere Gesellschaft und vor allem unsere Kinder brauchen solche Mütter. Nicht unbedingt Mütter. die schon jetzt wissen, welcher Zeitpunkt der günstigste ist, um ihr Baby zur Früherziehung, zum Sport-, Ballett- und Kunstverein anzumelden.

Gemeinsam geht es leichter

Sie haben Ihr Baby geboren und sind dadurch eine Familie geworden. Familie: Das bedeutete bis vor ein, zwei Generationen Kinder, Eltern, Groß- und Urgroßeltern, manchmal auch noch unverheiratete Tanten/Onkel und andere Verwandte. In dieser großen Gemeinschaft von vertrauten Menschen war es leicht, ein Baby aufzuziehen. Zu jeder Tages- und Nachtzeit waren eine Ablösung, eine Ratgeberin, körperliche und seelische Unterstützung vorhanden. Sicher verlangte die Anwesenheit solch erfahrener Frauen auch große Toleranz von Seiten der jungen Mutter. Die Vorteile waren jedoch unübersehbar.

Mütter brauchen Mütter

Heute ist so gut wie jede Mutter eines Neugeborenen die meiste Zeit des Tages mit ihrem Kind allein. Mit der Geburt enden auch die meisten beruflichen Kontakte. Sie trifft jetzt Mütter beim Kinderarzt, in der Rückbildungsgymnastik, bei den Babykursen. Und die Gesprächsthemen sind vorbestimmt: Babys Gedeihen ist die wichtigste Sache der Welt.

Gut, dass es sie gibt, die anderen Mütter. Sie sind diejenigen, die uns am besten verstehen. Da braucht es keine großen Erklärungen. »Heute Nacht drei Mal ...« genügt, und jede weiß, dass damit eine mehr oder weniger durchwachte Nacht gemeint ist.

Werden Sie aktiv, suchen Sie Anschluss. Mittlerweile gibt es fast überall Still- oder Krabbelgruppen, in denen man leicht andere Mütter kennen lernen kann. Das Zusammensein mit Gleichaltrigen ist auch für die Kinder eine interessante Erfahrung.

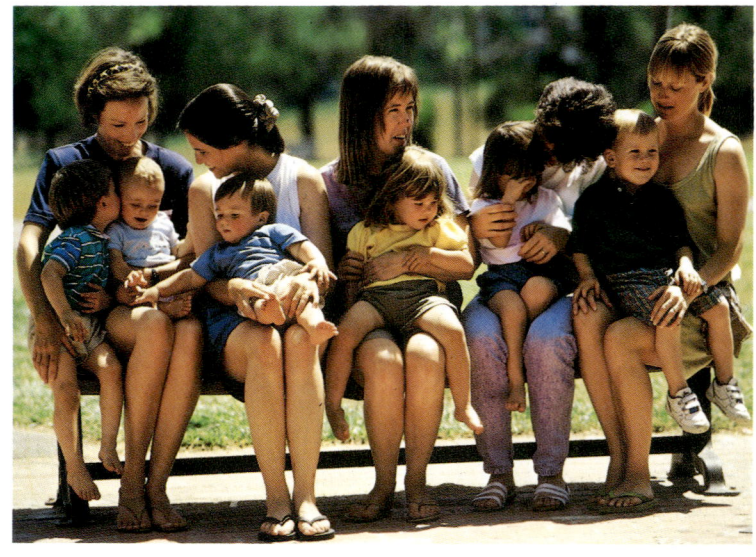

Vielleicht würde die Nachbarin oder Freundin das Baby gerne ab und zu beaufsichtigen? Fragen Sie doch einfach mal!.

Bitten Sie ruhig um Unterstützung

Mütter brauchen jetzt Mütter, die wissen und fraglos unterstützen. Zuwendung und mütterliche Fürsorge ist das, was uns im Wochenbett und der Zeit danach stützen und schützen kann. Natürlich kann die eigene Mutter eine solche Stütze sein, aber auch eine Nachbarin, jemand aus der Gemeinde, Ihrem Sportverein, eine Arbeitskollegin; kurzum eine erfahrene Frau, deren Kinder schon erwachsen sind und die gerne bereit ist, Ihr Baby stundenweise zu versorgen. Zu ihnen können Sie Vertrauen haben. Ihrem Baby wird es in Ihrer Abwesenheit an nichts mangeln. Es gibt genug Frauen, die mit Freude einspringen werden. Sie müssen sie nur ansprechen.

Ich meine aber auch Freundinnen und mütterliche Frauen, die bereit sind, Ihnen ganz persönlich besondere Fürsorge zukommen zu lassen. Mit denen Sie z.B. in Ruhe über die große Verantwortung, ein Kind aufzuziehen, und die Ängste, die damit verbunden sind, reden können.

Ältere Frauen haben nicht nur überholte Ratschläge bei der Hand, sie sind oft auch voll Verständnis und Mitgefühl für Ihre besondere Situation. Vielleicht finden Sie es ja auch schon herrlich, von ihnen zu Kaffee und Kuchen oder Ihrem Lieblingsessen eingeladen und verwöhnt zu werden. Ich bin sicher, Ihnen fallen spontan etliche Wünsche ein.

Die ideale Betreuung im Wochenbett

In Amerika gibt es ein bemerkenswertes Mutter-Kind-Programm, welches ich mir auch für Deutschland wünsche. Es ist aus dem Ayurveda (= Wissen – veda – um die Gesamtheit des Lebens – ayus), dem altindischen, medizinischen Wissen, welches in vielen amerikanischen Gesundheitszentren praktiziert wird. Drei bis fünf Tage nach der Geburt, bei Kaiserschnittgeburten insgesamt zehn Tage lang, kommt eine Therapeutin zu der Wöchnerin ins Haus. Nachdem sie deren Bett frisch bezogen hat, massiert sie die Mutter mit angewärmtem Kräuteröl von Kopf bis Fuß. Die Mutter darf anschließend in ein bereits vorbereitetes heißes Bad steigen und wird, wenn sie will, sanft gerubbelt und gebadet. Danach kann sie, in frische Laken gewickelt, ausruhen, denn die Pflegerin übernimmt anschließend Massage und Bad des Babys. Ein entspanntes, gut duftendes Baby zu stillen muss eine Wonne sein. Mutter und Kind haben ungestört Zeit für sich, während die »gute Fee« ein gesundes, auf den erhöhten Energie- und Eisenbedarf der Wöchnerin abgestimmtes Essen bereitet, so dass diese sich nach dem Stillen stärken kann. Viele Mütter schaffen es ja in den ersten Wochen kaum noch, eine eigene Mahlzeit einzunehmen. Es ist nicht von der Hand zu weisen, dass so liebevoll und fürsorglich betreute Mütter gegen Wochenbettdepression, allgemeine Schwäche und Stimmungsschwankungen na-

Frisch zurück vom Krankenhaus, ist die Mutter mit der neuen Situation oft überlastet. Die allgemeine Erschöpfung führt leicht zu Depressionen.

hezu immun sind. Nach eigenen Aussagen fühlen sich die Mütter nach dem Programm energiegeladener und seelisch ausgeglichener als vor der Schwangerschaft.

Erstrebenswert, doch nicht finanzierbar

Unsere Krankenkassen würden zur Zeit solch ein Vorbeuge- oder, je nach Blickwinkel, Nachsorgeprogramm nicht finanzieren. Doch es lohnt sich, darüber nachzudenken, ob in Ihrem Umkreis nicht eine Freundin oder Mutter dazu bereit wäre. Schon ein kleiner Teil des Programms, für kurze Zeit angewandt, wäre sicher hilfreich und heilend. Dazu braucht es keine ausgebildeten Masseurinnen. Jede liebevolle Berührung wirkt auf unsere Psyche aufbauend und stärkend. Das Programm der sanften Babymassage z. B. ist für jeden leicht auszuführen.

Auch der Vater braucht Verständnis

Erlebt ein Vater die Geburt seines Babys hautnah mit, im Krankenhaus oder noch besser zu Hause, hilft ihm dieses Erlebnis, eine tiefe Bindung zu seinem Kind zu entwickeln. Sicher fällt es ihm damit leichter, die Belastungen und die Mehrarbeit, welche unausweichlich auf ihn zukommen, durchzustehen, denn auch er ist in der neuen Situation besonders gefordert. Von einem Tag zum anderen gerät seine Frau in den Bannkreis dieses winzigen, zauberhaften Egoisten, den er stolz »mein Sohn« oder »meine Tochter« nennt. Bis er bemerkt, dass dieses himmlische Wesen neben der gesamten Aufmerksamkeit auch die Liebe seiner Frau bis auf einen kläglichen Rest verbraucht, vergeht eine Weile. Nach der ersten überschwänglichen Freude kommt oft die nüchterne Erkenntnis: Nichts ist mehr, wie es vorher war. Und das soll nun das viel gepriesene Glück einer jungen Familie sein!

Nachsorgehebammen kümmern sich bis zehn Tage nach der Geburt um den Gesundheitszustand von Mutter und Kind und besuchen die beiden auch zu Hause. Doch auch für all die anderen Dinge, wie Kochen, Einkaufen, Wäschewaschen, wäre eine Hilfe wünschenswert.

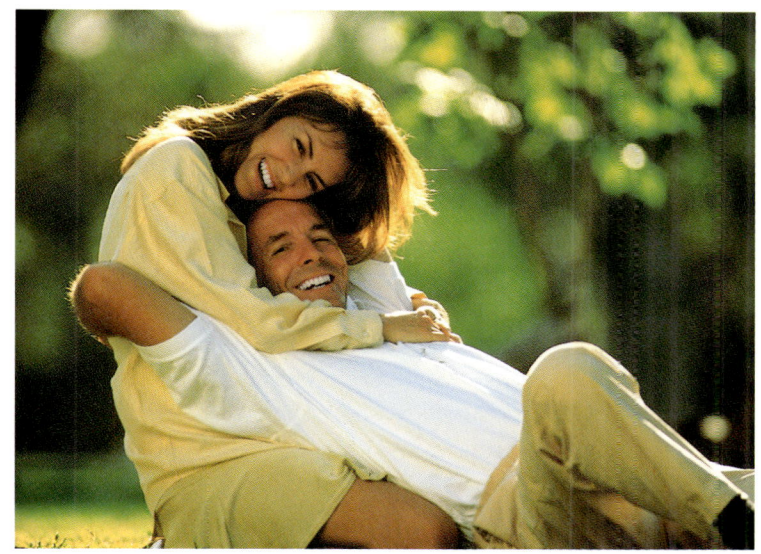

Vergessen Sie vor lauter Aufregung um das Baby nicht, dass Sie auch ein Liebespaar sind. Versuchen Sie, zumindest ein Mal im Monat ein paar gemeinsame Stunden zu organisieren, in denen ein Babysitter Sie vertritt.

Die Energiequelle für die Familie

Mag sein, der Vater fühlt sich plötzlich wie eine Batterie. Kommt er in die Nähe seiner Frau, entzieht sie ihm spürbar Energie, die sie ihrerseits wieder an ihr unersättliches Baby abgibt. Nicht selten sieht er seine Frau nur noch stillen, säubern, stillen, säubern und fragt sich zu Recht, welche Rolle ihm denn hier noch zukommt. Eine sehr wichtige, denn die beiden Hauptakteure benötigen dringend einen Regisseur, auf keinen Fall einen Statisten. Ein souveräner Vater ist gefragt, der den Überblick in dem täglichen Chaos von Babyhopser, Tränen und Wegwerfwindeln behält. Der ruhig das Wesentliche vom Unwesentlichen trennen kann. Teamgeist ist angesagt, tatkräftige Unterstützung von Mutter und Baby. Das ist nicht wenig, denn auch die Väter sind mitunter ziemlich angeschlagen, schließlich haben sie ja »mitgekreißt«, mitgelitten und alle erdenklichen Ängste um das Leben ihrer Liebsten ausgestanden.

Das erste Jahr der Durststrecke wird Ihnen bald nur noch eine blasse Erinnerung sein. Es ist eine Übergangszeit, auch wenn sie manchmal ewig erscheint.

So kommen Väter auf ihre Kosten

Auch Väter müssen sich in ihre neue Rolle erst hineinfinden. Die meisten hatten weder als Jugendliche noch als Erwachsene Gelegenheit, väterliches Verhalten vor allem gegenüber Kleinkindern zu lernen.

Um es gleich zu sagen, Männer reagieren auf die optischen Reize und Schwingungen, die von einem Baby ausgehen, genauso wie eine Frau mit dem »Brutpflegeimpuls«. Nur leider herrscht in unseren Köpfen die Ideologie: Männer können mit Babys nichts oder nur wenig anfangen. Das sei Frauensache. Inzwischen beweisen immer mehr Väter das Gegenteil. Ein guter Freund von mir kämpfte für sein unehelich geborenes Kind, bis das Jugendamt ihm drei Tage pro Woche das Erziehungsrecht zusprach – unter der Bedingung, an diesen Tagen nicht zu arbeiten und Wickeltisch, Babybett, Babykleidung usw. anzuschaffen. Er akzeptierte die Auflagen, weil er als Selbstständiger freie Arbeitszeiten besaß und der Wunsch, mit seinem Kind zu leben, übergroß war. Der kleine Simon lebt inzwischen fast nur noch bei seinem Vater.

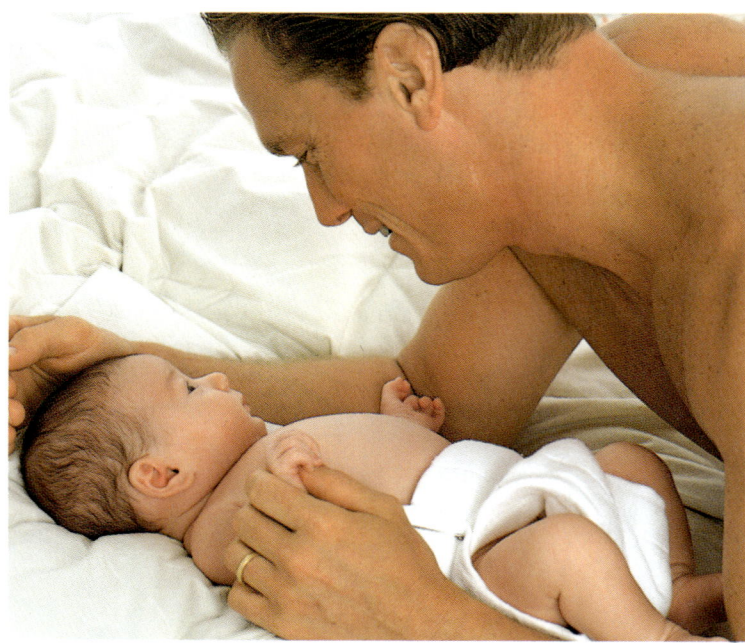

Auch Väter sollten ihrem Bedürfnis nach Hautkontakt und Zärtlichkeit ungezwungen nachgeben.

Erkämpfen Sie sich Ihren Platz!

Lassen Sie sich als Vater nicht aus dem Kinderzimmer verdrängen. Auch wir Mütter müssen erst wieder lernen, dass Väter diese Anlage zur »Brutpflege« haben und sie entwickeln wollen. Wir müssen ihnen die Chance dazu geben. Auch wenn bei Ihnen der Vorteil des Stillens wegfällt, so können Sie doch Ihr Baby auf Ihrer nackten Haut, in Ihrer Armbeuge, zwischen den Bauchfalten, auf Ihren Schenkeln wiegen. Geben Sie Ihrem Bedürfnis nach Körperkontakt nach, Ihr Baby wünscht sich nichts sehnlicher.

Für neue Aufgaben gerüstet

Das Baby braucht Mutter und Vater. Wenn Sie einen zärtlichen Kontakt zu Ihrem Baby pflegen und somit auch die angenehmen Seiten des Neuankömmlings genießen dürfen, sind Sie den neuen Anforderungen und Pflichten besser gewachsen. Und derer gibt es jetzt mehr als genug. Denn auch im Haushalt heißt es jetzt verstärkt mitanpacken, wenn es darum geht, eine Waschmaschine zu füllen, das schmutzige Geschirr des Tages abzuwaschen, auf dem Nachhauseweg einzukaufen, ein warmes Essen zuzubereiten. Und auch sonst ist Ihr Beistand gefragt, sei es, dass Sie die gestresste Mutter in den Arm nehmen oder aber auch das Baby betreuen, wenn es »Schreistunde« hat. Mit einer Flasche abgepumpter Muttermilch im Kühlschrank könnte Ihre Frau sogar einen freien Abend nehmen. Vielleicht müssen Sie Ihre Frau erst davon überzeugen, dass Sie dazu fähig sind. Tun Sie's. Junge Mütter trennen sich zuerst nur schwer von ihrem Baby, sind letztlich aber glücklich über das gewonnene Stück Freiheit. Besonders schön ist es für eine Mutter, wenn ihr Mann sich für die Zeit nach der Geburt Urlaub nimmt. Dann können sich beide gemeinsam und in Ruhe mit dem neuen Leben vertraut machen.

Wie intensiv sich die Vater-Kind-Beziehung entwickelt, hängt auch davon ab, wie viel Raum die Mutter dem Vater lässt, um seine Anlage zur »Brutpflege« zu entfalten.

Neue Formen der Berührung entdecken

Dies alles wird Ihnen nicht das Gefühl der Vernachlässigung, vielleicht sogar Einsamkeit nehmen. Es ist nicht wegzureden, dass Sie in dieser Dreiergemeinschaft die Person sind, die am wenigsten Aufmerksamkeit, Zärtlichkeit und für eine Weile auch keinen Sex bekommt. Die Natur hat es so eingerichtet, Mütter sind ausschließlich auf ihren Nachwuchs fixiert, und das ist für diesen überlebenswichtig. Für Zärtlichkeiten sind jedoch beide, Mutter und Kind, sehr aufgeschlossen. Das sollten Sie, nicht zuletzt um Ihres eigenen Vorteils willen, reichlich nutzen und genießen.

Austausch mit anderen Vätern

Gerade jetzt, wo Beständigkeit für alle Beteiligten am einfachsten und angenehmsten wäre, gerät plötzlich alles aus den Fugen. Mütter tun sich oft leichter, sich über ihre neuen Gefühle mit anderen Frauen auszutauschen, doch auch Väter sollten versuchen, mit anderen Vätern ins Gespräch zu kommen. Sich eines Problems bewusst werden und es benennen ist äußerst hilfreich. Wer könnte da ein verständnisvollerer Zuhörer sein als der junge Vater von nebenan. Wohnt dort zufällig keiner, so gibt es ja noch die Väter der Babys, mit denen Ihre Frau beim Kinderarzt, bei der Rückbildungsgymnastik, den Babykursen usw. Kontakt hat.

Eine neue Generation von Vätern

Es gibt sie, die Väter, die anstelle der Mutter mit ihrem Baby den Babymassagekurs belegen. Ich habe sie gefragt, ob sie es sich nicht angenehm und entspannend vorstellen könnten, selbst einmal wöchentlich massiert zu werden. Spontan sagten sie alle ja, aber es sei

Kaum zu glauben, dass sich die doch so gut bewährte und eingespielte Beziehung so plötzlich von einem Tag auf den anderen völlig ändern kann.

schwierig, den passenden Masseur zu finden. Denn eine partielle Sportmassage wäre in diesem Fall nicht das, was sie suchten. Mein Vorschlag, sich doch gegenseitig zu massieren, wie wir Frauen es untereinander oft tun, war provokant. Ich weiß selbst am besten, welches Tabu an Körperkontakt zwischen Erwachsenen haftet. Selbst unter engen Freundinnen werden körperliche Berührungen oft noch abgelehnt, aus Angst vor homosexuellen Verdächtigungen. Wie schwierig wird es an diesem Punkt für Männer, deren Nähe sich in Schulterklopfen und freundschaftlichem Boxen erschöpft. Aber Männer zeigen überall, dass sie im Aufbruch, im Wandel sind. Vielleicht gehören Sie zu diesen Vorreitern und wagen einen Versuch. Schauen Sie sich um, es gibt genug Väter, die bereit sind.

Eine Massage
als Balsam für Leib und Seele

● Sie löst Verkrampfungen und baut Anspannung ab.

● Der Stoffwechsel wird gefördert, unerwünschte Stoffwechselprodukte werden abgebaut.

● Die Massage erweitert die Blutgefäße und löst so Blutstauungen auf.

● Massieren wirkt beruhigend auf das vegetative Nervensystem.

● Stress baut sich ab, ein Rundum-Wohlgefühl entsteht.

● Gegenseitiges Massieren weckt die Sensibilität für den anderen.

Probieren Sie die Babymassage an Ihrem Partner, an einem guten Freund oder einer lieben Freundin aus, um sie dann im Wechsel von ihnen zurückzubekommen. Ihre Wirksamkeit könnte nicht besser erfahren werden.

91

Von der Baby- zur Partnermassage

Nutzen Sie Ihre Kenntnisse aus der Babymassage, und verwöhnen Sie sich gegenseitig. Denn sowohl für die Mutter als auch für den Vater ist es wichtig, dass sie nicht nur ständig Streicheleinheiten verteilen, sondern auch selbst in den Genuss von intensiver körperlicher Zuwendung kommen. Gerade in der Anfangszeit nach der Geburt des Babys, in der Sex eher eine Nebenrolle spielt, hilft die Partnermassage, sich körperlich und seelisch wieder näher zu kommen.

Einmal so richtig abschalten

Sie oder Ihre Frau liegen auf einer bequemen Unterlage (warum nicht den Wohnzimmertisch zur Massageliege umfunktionieren?) und orientieren sich am Ablauf der sanften Babymassage. Eine Ergänzung für Sie beide wäre die Kopfschmerzmassage, die nicht nur bei Schmerz angenehm ist. Dazu sitzen oder knien Sie hinter dem Kopf

Nicht nur bei Babys, auch bei Erwachsenen erzeugt die Massage ein körperliches und seelisches Wohlgefühl.

Versuchen Sie, die wenige Zeit, die Ihnen bleibt, dafür zu nutzen, Ihre Liebe zu pflegen. Gemütliches Aneinanderkuscheln oder gegenseitiges Massieren bringt Sie wieder näher zueinander.

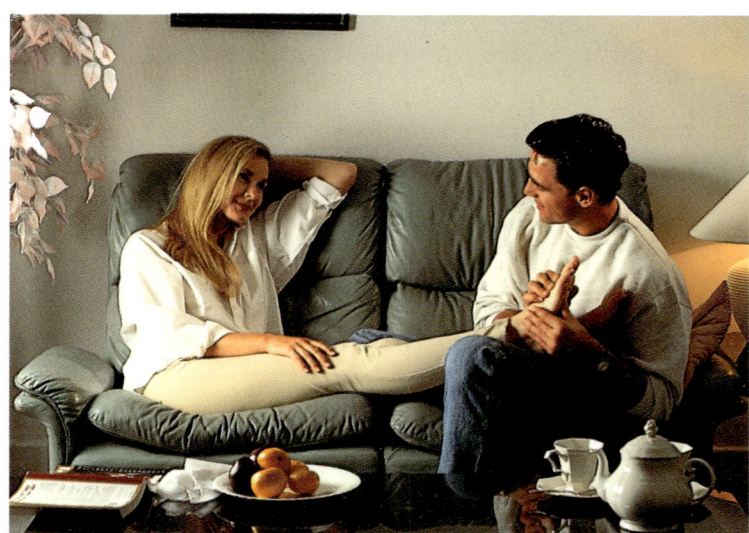

Ihres Partners. Sie legen zuerst sanft Ihre Handflächen wie eine Schale über beide Augen und lassen sie einige Minuten so ruhen. Das ist wunderbar entspannend. Dann beginnen Sie zwischen den Augenbrauen mit einer Druckmassage. Sie drücken sanft Ihren Zeige- oder Mittelfinger entlang des Brauenbogens, kreisen vielleicht eine Minute auf der Stelle und gehen so in winzigen Etappen weiter bis zur Schläfe. Zum Abschluss kratzen Sie mit Ihren Fingerkuppen, je nach Wunsch und Stärke auch mit den Fingernägeln, Bahn für Bahn über die Kopfhaut und enden im Nacken. Die Wünsche und Bedürfnisse Ihres Partners sollten Ihnen Richtlinie sein. Oder Ihr Partner sitzt entspannt auf einem Stuhl. Die Hände liegen im Schoß. Mit kräftigen oder sanften Knetgriffen werden nun Nacken, Schultern, Oberarme und der Rücken massiert. Benutzen Sie ein angenehm duftendes Öl, und lassen Sie ihrer Phantasie freien Lauf.

Nobody is perfect

Der Alltag mit Ihrem Baby fordert Sie ganz, er fordert Sie hier und jetzt. Diese besondere Aufmerksamkeit ist die einzige Wirklichkeit, die für Ihr Baby zählt. Ihren gewohnten Tagesplan setzt es mit seinem ersten Schrei außer Kraft. Und das wird lange so bleiben. Es würde darum unnötig viel Aufwand und überflüssige Energie kosten, sein und Ihr Leben im Detail zu planen. Versuchen Sie es gar nicht erst: Das haben schon Hunderttausende von Eltern vor Ihnen nicht geschafft.

Ein stabiles Fundament für das Leben

Natürlich müssen bestimmte Tätigkeiten, z. B. eine Waschmaschine füllen, einkaufen oder Mahlzeiten bereiten, erledigt werden. Doch im Grunde können Sie diese

Wenn man weiß, dass man nicht jeden Moment wieder gestört werden kann, ist es leichter, abzuschalten und sich verwöhnen zu lassen. Vielleicht kann ja ein Babysitter mal für einige Stunden den Rücken freihalten.

Wenn Sie es schaffen, Ihrem Kind einen ausreichenden Vorrat an Nestwärme mit auf den Weg zu geben, dann haben Sie als Eltern wirklich Großartiges geleistet.

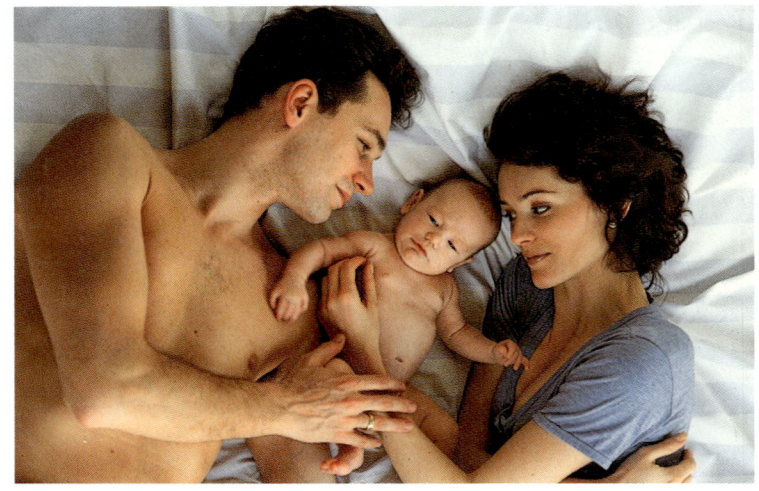

Arbeiten so notdürftig, wie es eben geht, abhaken. Sie haben Wichtigeres zu tun. Es geht jetzt nicht darum, einen perfekten Haushalt zu führen, sondern darum, eine gute Körperbeziehung zu Ihrem Kind aufzubauen. Nicht mehr und nicht weniger. Wenn das glückt, lassen sich alle weiteren Probleme leichter lösen.

Zu guter Letzt

Ein Kind aufzuziehen ist eine der lohnendsten schöpferischen Aufgaben. Es kostet aber auch Zeit und Kraft, bis Sie als Eltern Ihr Handwerk erlernt haben.

Bei allem, was Sie in diesem Buch an Neuem gelesen haben, bedenken Sie bitte, jeder Anfang trägt auch den Misserfolg in sich. Das sind die zwei Seiten jedes natürlichen Ablaufs, und das sollten Sie sich in diesen ersten Monaten mit Ihrem Baby noch oft sagen. Mit der nötigen Unterstützung werden Sie sicherer und souveräner, und Sie werden feststellen, dass es einfache und schwierige, wirkungsvolle und wirkungslose Wege gibt, das zu tun, was getan werden muss. Vergessen sie vor allem eins nicht, Ihr Baby ist einmalig, und darum werden Sie Ihre ganz eigenen Erfahrungen mit ihm machen. Und das ist gut so. Das macht Sie zu den besten Eltern für Ihr Kind.

Über die Autorin

Maria Mathieu, geboren 1948, ist ausgebildete Kinderkrankenschwester, Masseurin und Heilpraktikerin. Sie arbeitet als Therapeutin in eigener Praxis. Seit einigen Jahren ist sie auch als freiberufliche Schriftstellerin erfolgreich und wurde mit zwei Literaturpreisen ausgezeichnet.

Literatur

Schuster-Brink, Carola (Hg.): Mein großes Babybuch. Südwest Verlag. München 1995
Mennen, Patricia: Kinder fördern im ersten Jahr. Südwest Verlag. München 1996
Rosch, Eva: Babypflege in den ersten Wochen. Südwest Verlag. München 1996

Hinweis

Das vorliegende Buch ist sorgfältig erarbeitet worden. Dennoch erfolgen alle Angaben ohne Gewähr. Weder Autorin noch Verlag können für eventuelle Nachteile oder Schäden, die aus den im Buch gemachten praktischen Hinweisen resultieren, eine Haftung übernehmen.

Anmerkung der Redaktion

Sie haben es sicher gemerkt, dass wir diesem Buch die neuen amtlichen Rechtschreibregeln zu Grunde/zugrunde gelegt haben.

Bildnachweis

Bavaria, Gauting: 44 (Ziegler); Botanik-Bildarchiv Laux, Biberach: 25; IFA-Bilderteam, Taufkirchen: 13 (Nacivet), 36 (Diaf), 41 (R. Maier), 59 (Heinz Koch), 60 (Eckhardt), 62 (Fiedler), 68 (Birgit Koch), 71 (UPA), 92 (Comnet); Image Bank, München: 5 (Elyse Lewin), 20 (Dan Heringa), 35, 94 (Romilly Lockyers), 78 (N.N.), 81 (David de Lossy), 88 (Janeart).; Südwest Verlag, München ©: Titelbild, U4, 2, 49 (3), 50 (3), 51 (3), 52 (3), 53 (3), 54 (3), 55 (3), 56 (3), 75 (3), 76 (3) (Astrid Eckert); Tony Stone, München: 6 (Philip & Karen Smith), 30, 39 (Andy Cox), 46 (Images), 66 (Vincent Oliver), 34 (Martin Rogers), 87 (Ken Fisher).

Impressum

© 1997 Südwest Verlag GmbH & Co. KG, München
Alle Rechte vorbehalten. Nachdruck – auch auszugsweise – nur mit Genehmigung des Verlages.

Redaktion: Ulrike Lutz
Redaktionsleitung: Josef K. Pöllath
Bildredaktion: Sabine Kestler
Produktion: Manfred Metzger
Umschlag: Till Eiden
DTP/Satz: Mihriye Yücel
Grafisches Konzept: Christine Paxmann, München
Druck: Color Offset, München
Bindung: R. Oldenbourg, München
Printed in Germany
Gedruckt auf chlor- und säurearmem Papier
ISBN 3-517-01950-X

Register